不調が消える食べもの事典

漢方アドバイザー
漢方薬剤師
杉山卓也

あさ出版

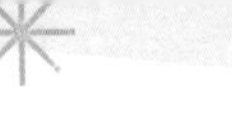

はじめに

こんにちは。漢方薬剤師の杉山卓也です。

漢方薬剤師は、漢方をメインに扱う薬剤師です。日々、薬局で漢方薬を処方するとともに、食や生活に関するアドバイスも行っています。

漢方薬を取り扱う東洋医学では、病気にならない体をつくることが大切だと考えます。そのため、不調に対して薬などの対症療法ではなく、そもそも不調を引き起こさない体にするための生活や食事に着目するので、それらのアドバイスも行っているのです。

東洋医学では、人間の“健康”において、次の２つのことが大切だと言われています。

①体に摂り入れる食べものや飲みものから、しっかりと栄養物質がつくられ、体全体に滞りなく巡ることができる

②余計なものを体内に入れないこと

つまり、“食べるべきもの”を食べ、“食べるべきでないもの”は食べないことが、健康であるためには大切なのです。

食べものは体調や季節に合った効能や効果をもっています。

食べものの性格を知ることで、自分の体調にあった食べものを摂ることができ、不調がだんだんと改善されていくのです。

現代では、物が溢れ、便利な生活に加えて、手軽に飲んだり食べたりすることができます。その一方で、生活や食事のバランスが崩れ、体の不調を抱える人が増えているのも事実です。

豊かな環境の中にいるからこそ、おろそかになりがちな「食事」「睡眠」「運動」といった、健康につながる習慣を見直し、健康を阻害するものからできるだけ距離を置くことこそが、体の不調を改善するために、まず行っていただきたいことです。

「体調が悪くなったら薬を飲めばいい」ではなく、健康に対する知識をもって、自分の健康を自分の手でつくれるようになりましょう。

本書ではスーパーやコンビニといった身近な場所で買うことのできる食べもので体の不調を改善する方法をご紹介します。不調を改善するために日々の食べものを考えるきっかけになるといいなと思います。

漢方薬剤師　杉山卓也

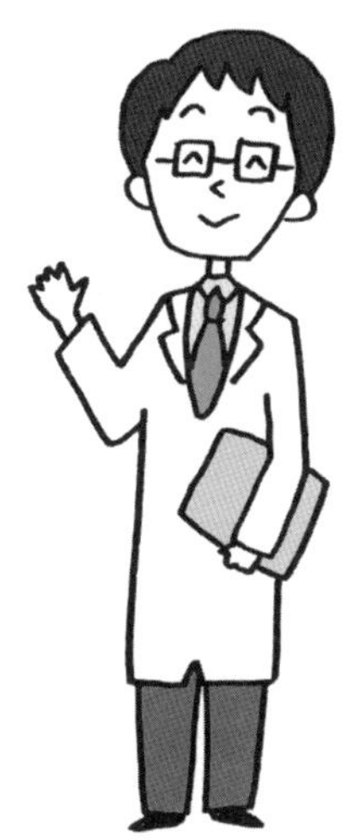

目次

第一章
食養生で不調を改善しよう

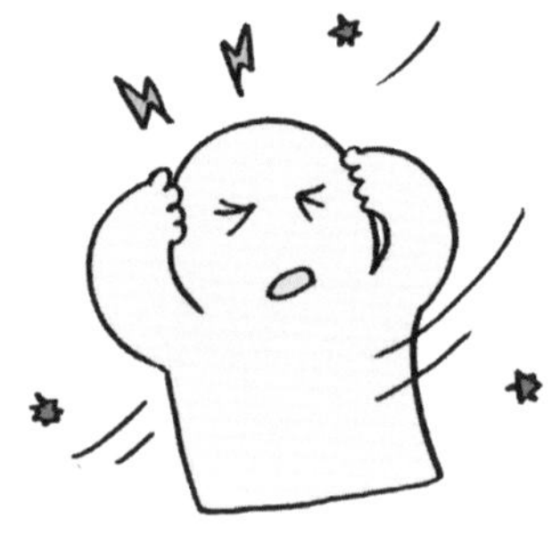

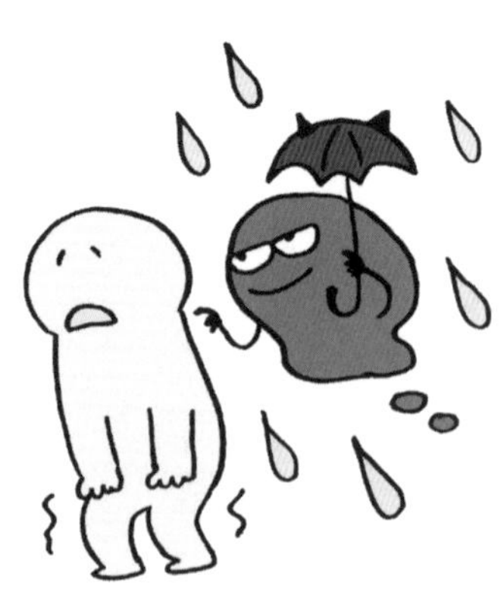

第二章
不調が生じるメカニズムと対処法を知ろう

胃腸・消化器系

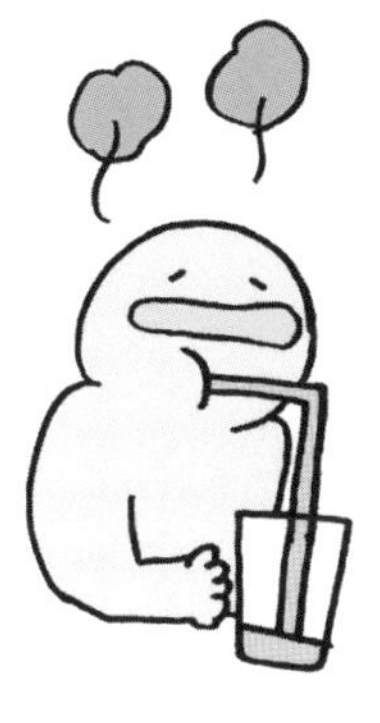

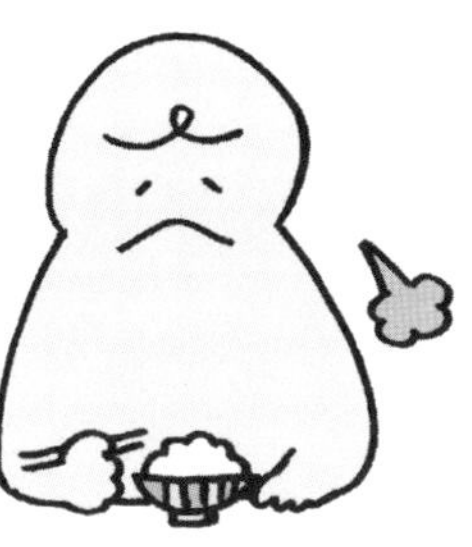

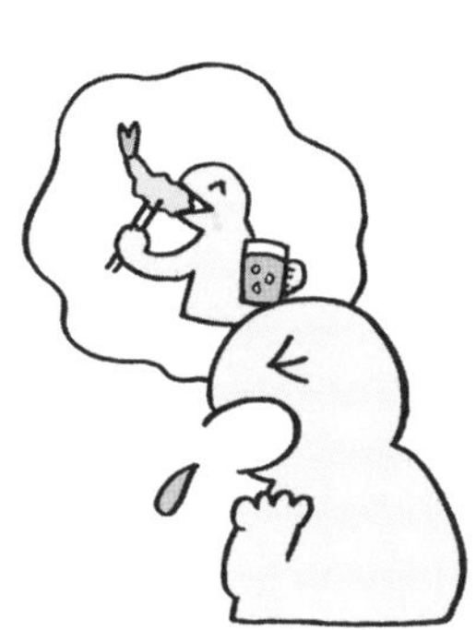

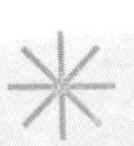

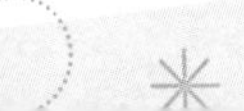

痛み系

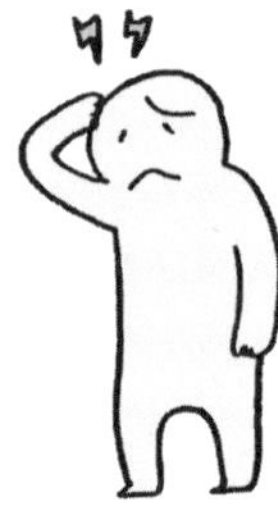
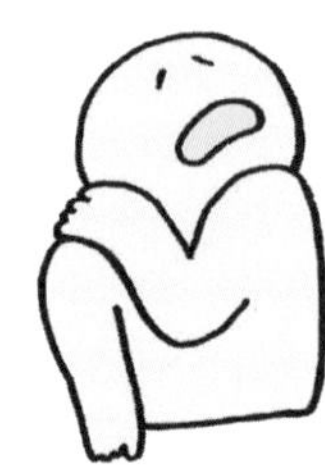
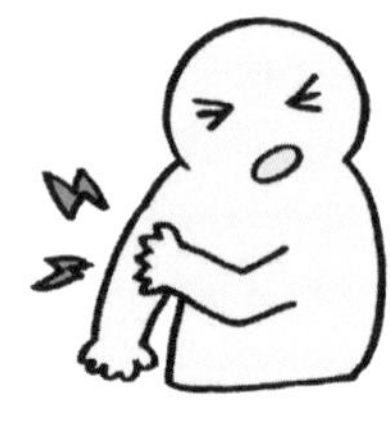

疲れ系

女性に多い不調

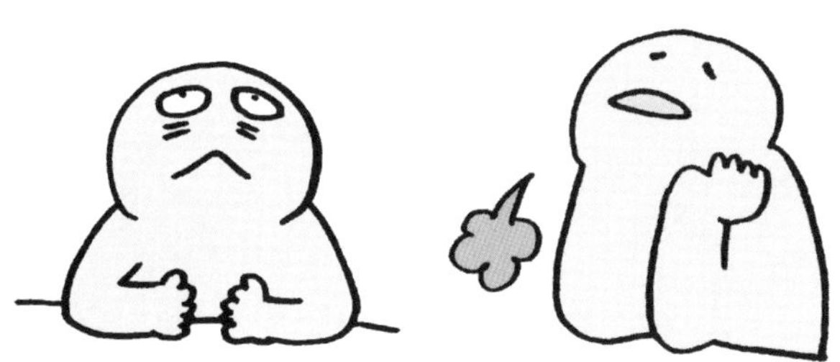

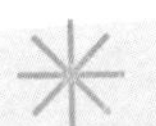

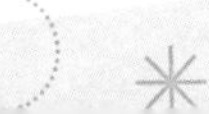

第三章
食べものがもつ効能と食べ方

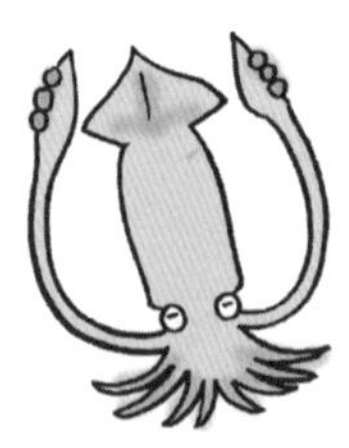
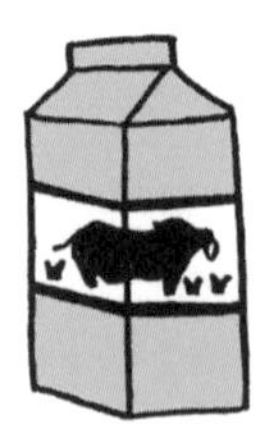
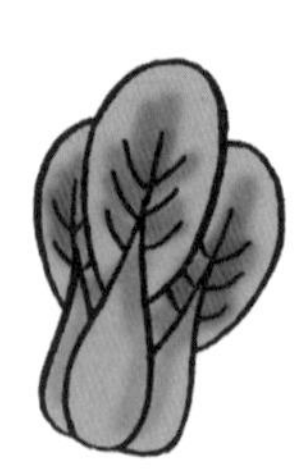

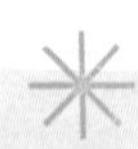

第四章
ずぼらなよう子さんの養生週間

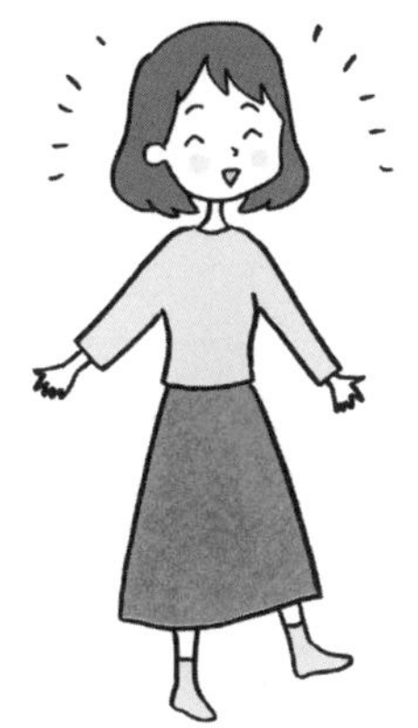

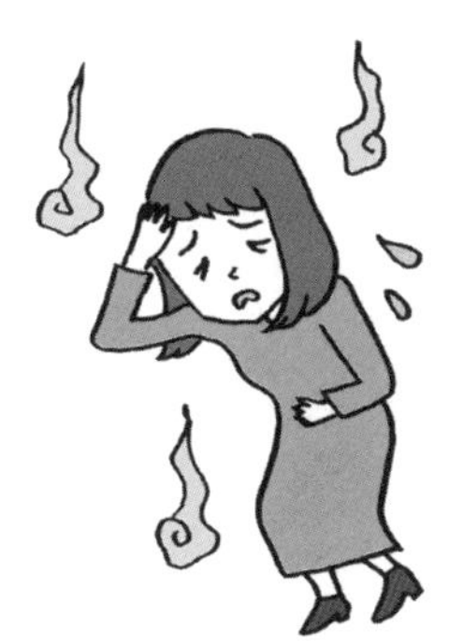

本書の使い方①

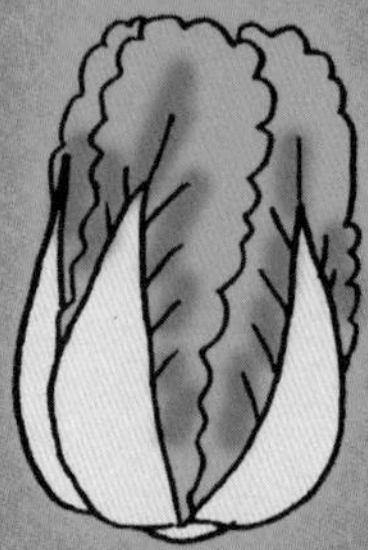

1 白　菜

1 ●元気になる器官：脾・大腸

●この不調に効く!

2 便秘・免疫力の低下・風邪（予防）・むくみ・二日酔い・イライラ

3 ✣効能・効果

食物繊維が豊富なうえ「水」を補う補陰作用があるので、便通を改善します。また、ビタミンＣが豊富なので免疫力が高まり、風邪を予防できます。

体内の水分代謝を高める利尿作用がとても高く、むくみや二日酔いの改善に大きな力を発揮します。「気」の巡りを良くする理気作用が少しあるため、イライラを解消する効果もあります。

4 ✣養生法

冬に最も栄養価が高くなるので、鍋物にするなどして冬にたくさ

112

❶ 食材が働きかける体の器官を示しています（詳しくは、20ページ）

❷ 改善効果のある不調を示しています

❸ 東洋医学の見地から食材のもつ効能や効果を紹介しています

❹ 食材の食べ方や注意点を紹介しています

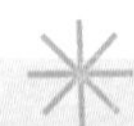

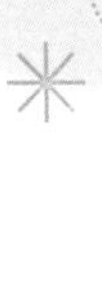

ん食べることをおすすめします。

5 ✣豆知識

ビタミンCは火に強いため、熱を通しても効果が弱まることがほとんどありません。サラダやお漬物など、生よりも火を通してからのほうが、たくさんの量を食べられるのでおすすめです。

6 ✣相性のいい食材

牡蠣：イライラを解消する食材を合わせると、イライラがより解消されます。

はるさめ：利尿作用をもつ食材と合わせると、二日酔いやむくみがより改善されます。

豚肉：白菜にないビタミンB群をもつ食材を合わせると、栄養のバランスが良くなります。

7 属性：**平性・甘味・冬**

8 作用：**滋養作用・弛緩作用・補陰作用・利尿作用・理気作用**

9 このタイプにおすすめ！：**瘀血タイプ**

10 **白菜と豚肉の潤いスープ**

白菜と豚肉は、どちらも体内の「水」を補う補陰作用があります。体の潤い不足で乾燥肌やほてりを感じる方は、柔らかく煮込めば脾に優しく体力の回復を助ける効果をもったスープになります。

材料／3~4人分

- 白菜……中1個
- 豚肉……100g
- 鶏がらスープ……1L
- 塩……少々
- 胡椒……お好みで

作り方

❶白菜は細切りにします
❷豚肉も細切りにします
❸鶏がらスープを入れて火にかけ、白菜と豚肉を加えて弱火でコトコトお好みの柔らかさまで煮ます
❹最後に塩と胡椒で味を調えます

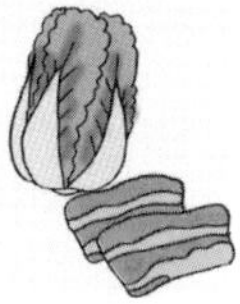

第二章 ✣ 食べものがもつ効能と活用方法

113

❺ 食材にまつわる豆知識を紹介しています

❻ 一緒に摂ると相性の良い食材を示しています

❼ 食材の属性を示しています

❽ 食材のもつ作用を示しています（詳しくは、24ページ）

❾ 食材がおすすめなタイプを示しています（詳しくは、32ページ）

❿ 食材の効能をより活かすおすすめレシピを紹介しています

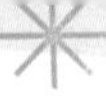
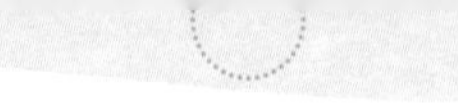
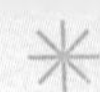

本書の使い方②

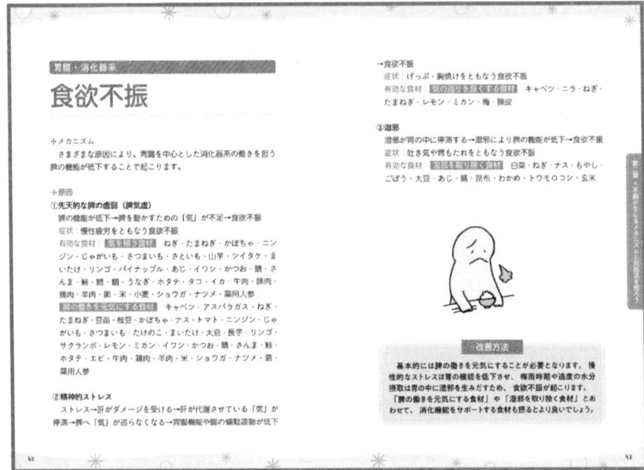

胃腸・消化器系

食欲不振

+メカニズム

さまざまな原因により、胃腸を中心とした消化器系の働きを担う脾の機能が低下することで起こります。

+原因

①先天的な脾の虚弱（脾気虚）

脾の機能が低下→脾を動かすための「気」が不足→食欲不振

症状：慢性疲労をともなう食欲不振

有効な食材：気を補う食材　ねぎ・たまねぎ・かぼちゃ・ニンジン・じゃがいも・さつまいも・さといも・山芋・シイタケ・まいたけ・リンゴ・パイナップル・あじ・イワシ・かつお・鯖・さんま・鮭・鱈・鯛・うなぎ・ホタテ・タコ・イカ・牛肉・豚肉・鶏肉・羊肉・卵・米・小麦・ショウガ・ナツメ・薬用人参

脾の働きを元気にする食材　キャベツ・アスパラガス・ねぎ・たまねぎ・豆苗・枝豆・かぼちゃ・ナス・トマト・ニンジン・じゃがいも・さつまいも・たけのこ・まいたけ・大豆・長芋・リンゴ・サクランボ・レモン・ミカン・イワシ・かつお・鯖・さんま・鮭・ホタテ・エビ・牛肉・鶏肉・羊肉・米・ショウガ・ナツメ・葛・薬用人参

②精神的ストレス

ストレス→肝がダメージを受ける→肝が代謝させている「気」が停滞→脾へ「気」が巡らなくなる→胃腸機能や腸の蠕動運動が低下→食欲不振

症状：げっぷ・胸焼けをともなう食欲不振

有効な食材：気の巡りを良くする食材　キャベツ・ニラ・ねぎ・たまねぎ・レモン・ミカン・梅・陳皮

③湿邪

湿邪が胃の中に停滞する→湿邪により脾の機能が低下→食欲不振

症状：吐き気や胃もたれをともなう食欲不振

有効な食材：湿邪を取り除く食材　白菜・ねぎ・ナス・もやし・ごぼう・大豆・あじ・鯖・昆布・わかめ・トウモロコシ・玄米

改善方法

基本的には脾の働きを元気にすることが必要となります。慢性的なストレスは胃の機能を低下させ、梅雨時期や過度の水分摂取は胃の中に湿邪を生みだすため、食欲不振が起こります。「脾の働きを元気にする食材」や「湿邪を取り除く食材」とあわせて、消化機能をサポートする食材も摂るとより良いでしょう。

42　43

第二章 不調の症状ごとにメカニズムや食べるべき食材を紹介しています

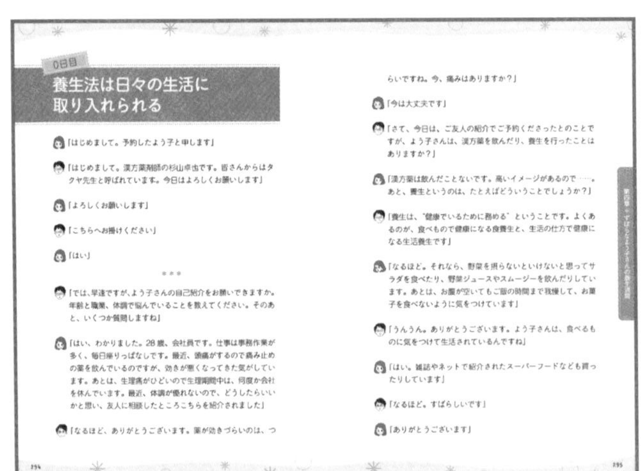

0日目

養生法は日々の生活に取り入れられる

「はじめまして。予約したよう子と申します」

「はじめまして。漢方薬剤師の杉山卓也です。皆さんからはタクヤ先生と呼ばれています。今日はよろしくお願いします」

「よろしくお願いします」

「こちらへお掛けください」

「はい」

＊＊＊

「では、早速ですが、よう子さんの自己紹介をお願いできますか。年齢と職業、体調で悩んでいることを教えてください。そのあと、いくつか質問しますね」

「はい、わかりました。28歳、会社員です。仕事は事務作業が多く、毎日座りっぱなしです。最近、頭痛がするので痛み止めの薬を飲んでいるのですが、効きが悪くなってきた気がしています。あとは、生理痛がひどいので生理期間中は、何度か会社を休んでいます。最近、体調が優れないので、どうしたらいいかと思い、友人に相談したところこちらを紹介されました」

「なるほど、ありがとうございます。薬が効きづらいのは、つらいですね。今、痛みはありますか？」

「今は大丈夫です」

「さて、今日は、ご友人の紹介でご予約くださったとのことですが、よう子さんは、漢方薬を飲んだり、養生を行ったことはありますか？」

「漢方薬は飲んだことないです。高いイメージがあるので……。あと、養生というのは、たとえばどういうことでしょうか？」

「養生は、"健康でいるために努める"ということです。よくあるのが、食べもので健康になる食養生と、生活の仕方で健康になる生活養生です」

「なるほど。それなら、野菜を摂らないといけないと思ってサラダを食べたり、野菜ジュースやスムージーを飲んだりしています。あとは、お腹が空いてもご飯の時間まで我慢して、お菓子を食べないように気をつけています」

「うんうん。ありがとうございます。よう子さんは、食べるものに気をつけて生活されているんですね」

「はい。雑誌やネットで紹介されたスーパーフードなども買ったりしています」

「なるほど。すばらしいです」

「ありがとうございます」

294　295

第四章 生活に養生法を取り入れる方法について、会話形式で紹介しています

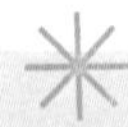
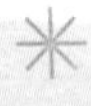
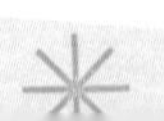

第一章

食養生で不調を改善しよう

ここでは、なぜ食養生が不調を改善するのかについて、東洋医学の考え方をもとにお話ししていきます。体の仕組みや不調を引き起こす外部の刺激などについてもお話ししていますので、ご自身の状態と照らしあわせてみてください。

また、現在の体の状態をチェックできる「タイプ別診断」もありますので、食養生をはじめるまえにご自身のタイプを確認してみてくださいね。

食べもので不調は改善できる

✣不調が出る前に予防する根本治療が大切

頭が痛い、お腹が痛いといった不調が体に現れたとき、薬を飲んだり、病院に行って悪くなった部位を取り除いてもらいます。これを対症療法といいます。これはそのときの痛みや不調による症状を取り除くものであって、根本的に治すものではありません。きちんと治すにはにも不調を引き起こさない健康な体をつくることが大切です。

病気になる手前の状態を“未病”といいます。東洋医学では、この未病を防ぐ考えが根づいています。未病を防ぐことなんて可能なのかと思われるかもしれませんが、可能なのです。そのために、食生活がとても大切なのです。

✣なぜ、根本治療に食養生が効果的なの？

養生は、“健康でいるために務める”ということです。そして、食べものによって健康的な体をつくることを“食養生”と言います。食養生では、“食べるべき食材”を摂り、“避けるべき食材”を摂らない生活を心がけることが大切になります。

東洋医学において体が健康な状態とは、体内の栄養バランスが整っているということです。不調を引き起こさない健康な体をつくるためには､体に不足している栄養素を摂り入れる必要があります。栄養素はサプリや生薬からも摂り入れることができますが、野菜や肉、魚などコンビニやスーパーで買える食材からも摂ることができます。

食事は生活の一部ですので、「今日はリンゴを食べよう」「貧血気味だからレバーを食べよう」など、手軽に取り入れることができるのです。

✢食養生で避けるべきNG食材とは何か

“避けるべき食材”は、食べても良いですが食べすぎると健康を阻害するものです。“避けるべき食材”は、次の7個です。

①脂っこいもの
②甘いもの
③味が濃いもの
④冷たいもの
⑤生もの
⑥消化に悪いもの
⑦刺激物（辛すぎる食べものなど）

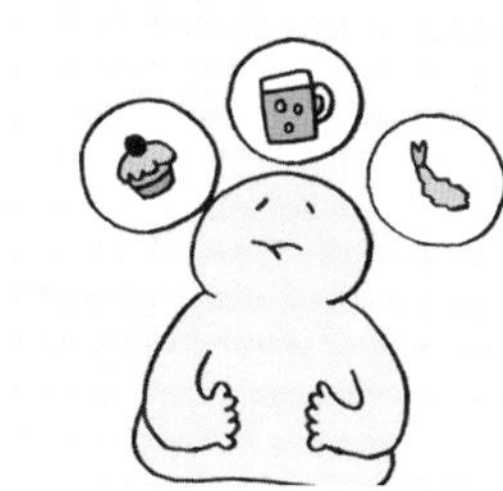

これらは胃腸機能に負荷をかけすぎるので、日本人にとって避けるべき食材となっています。

湿度が高い日本は、湿を嫌う五臓の【脾（ひ）】（消化器系の働きをコントロールして栄養をつくり出す器官）の弱い体質の日本人が多くいます。そのため、胃腸機能に負荷をかけるものをたくさん食べたり飲んだりすると脾の働きがますます落ちてしまうためです。

栄養をつくり出す大切な器官を守るために、避けるべき食材を理解し、食べる量を減らすようにしましょう。

＊＊＊

不調を引き起こさないために、「避けるべき食材」を摂らないようにして、日々の食生活を健康的なものに変えていくようにしましょう。

生命活動に必要な要素とは

東洋医学では、生命活動は「気」「血」「水」の３つの要素とこれらの根源となる「精」の４つで成り立っていると考えます。これらの要素が体内で十分につくられ、体内を巡ることで健康を保てるのです。

そのため、これらが体内で不足したり、巡らなくなることで不調が生じます。

ここでは、各要素とそれらが不足・停滞したときに生じる症状についてまとめています。

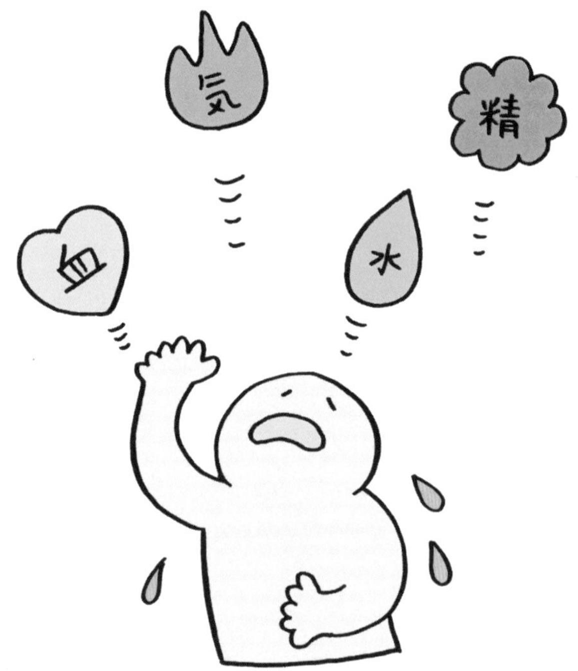

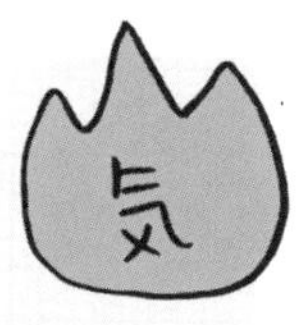

「気」　心身を動かす「動力」となるエネルギーのこと

●気虚…「気」が不足した状態

原因　先天的な虚弱や消耗性の疾患、長期的に疲労が蓄積された、過度に思い悩むなどによって起こる

主な症状　慢性疲労・倦怠感・食欲不振・下痢・軟便・消化吸収機能や新陳代謝の低下・臓器の弛緩（内臓下垂や痔など）・運動機能の低下　など

●気滞…「気」が巡らなくなっている状態

原因　臓器の機能異常や精神的ストレスによって起こる。自律神経の異常を引き起こすこともある

主な症状　気管、気管支、食道から直腸までの消化管、胆嚢、膀胱、子宮などの過緊張状態による痙攣や逆流・腹部の張りや痛み・喉の詰まり・吐き気・嘔吐・便秘・下痢・憂うつ感・イライラ・頭痛・のぼせ・月経異常　など

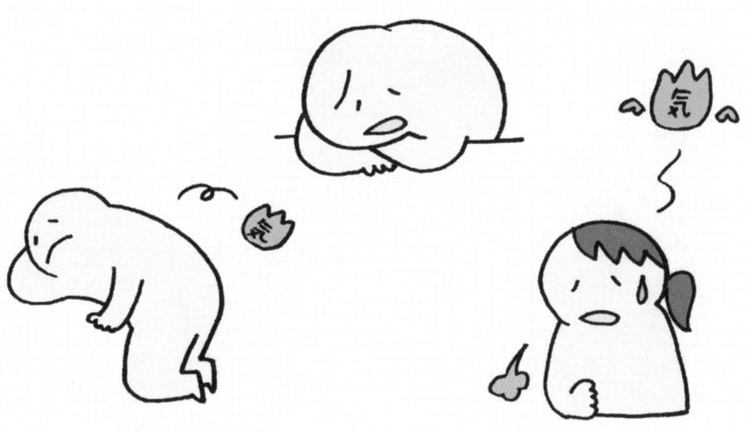

「血」　血液と血液の流れのこと。体を潤し、体温を維持し、栄養を運び、老廃物を回収する役割を担う

● 血虚…「血」が不足した状態

原因　消化器系の慢性的な機能低下、長期療養などによる消耗、過労、慢性出血などによって起こる。特に、出血の機会が多い女性は、血虚になりやすい

主な症状　疲労感・めまい・立ちくらみ・乾燥肌・ドライアイ・眼精疲労・抜け毛・白髪・不眠・月経異常　など

● 瘀血（おけつ）…「血」が巡らなくなっている状態

原因　「血」や「気」が不足した状態が長期化したり、生活習慣の乱れによって次第に血が汚れたり、血流が滞ったりするなど、後天的に起こる。さまざまな成人病、生活習慣病の原因でもある

主な症状　肩こり・頭痛・冷え・のぼせ・皮下出血・あざ・肌のくすみ・生理痛の悪化や生理不順・腫瘍　など

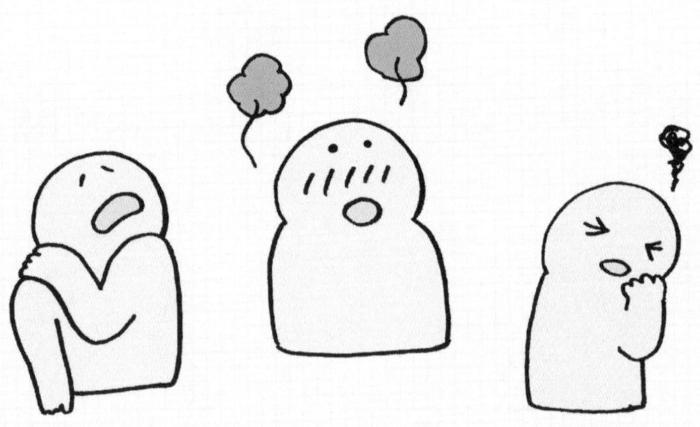

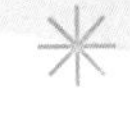

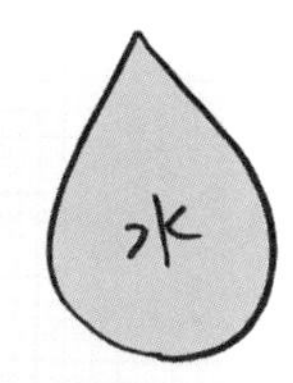

「水」　血液を除く体液のこと。別名を「津液（しんえき）」といい、体を潤したり過剰な熱を冷ましたり、関節部などをスムーズに動かす役割を担う

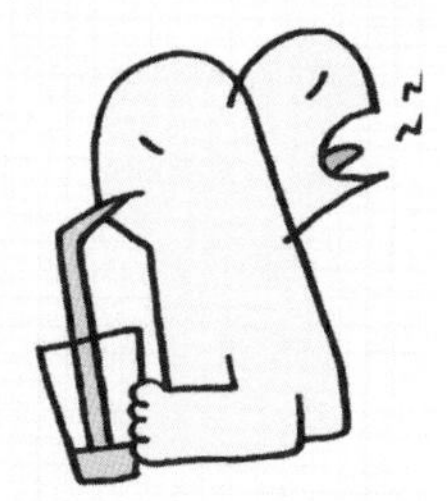

●陰虚…体内の「水」が不足した状態

原因　主に熱中症や下痢、嘔吐による脱水症状、出血、炎症や発熱をともなう慢性病、継続的な精神的興奮、加齢などで起こる。

主な症状　喉や口の渇き・乾燥肌・尿量の減少・便秘・ほてり・のぼせ　など

●水滞（痰湿）…体内の「水」が巡らなくなっている状態

原因　過剰な水分摂取や胃腸が虚弱状態である、湿気の強い生活環境などで起こる

主な症状　むくみ・重だるさ・頭痛・頭重・下痢・軟便・吐き気・嘔吐・食欲不振・めまい・動悸・鼻水・痰（たん）の多い咳・湿性の湿疹・関節の痛み・関節が動かしにくい　など

「精」　ホルモンの調整や免疫、造血、生殖などに関与している。成長や老化に大きく影響するとも考えられている

「気」「血」「水」のすべてが不足・停滞していない状態が、不調のない健康な状態です。

　これらは、食べものから摂ることができるので、自分には「気」「血」「水」のどれが必要なのかを知ることで食事に役立てることができます。

五臓と不調について

東洋医学では、人間の内臓のことを五臓（肝・心(しん)・脾・肺・腎）と言います。

五臓は、「気」「血」「水」を生成・貯蔵する機能をもつので、各要素が不足・停滞すると五臓の機能が低下し、不調につながります。

それぞれの役割を押さえておくことで、自分の不調に気づくことができます。

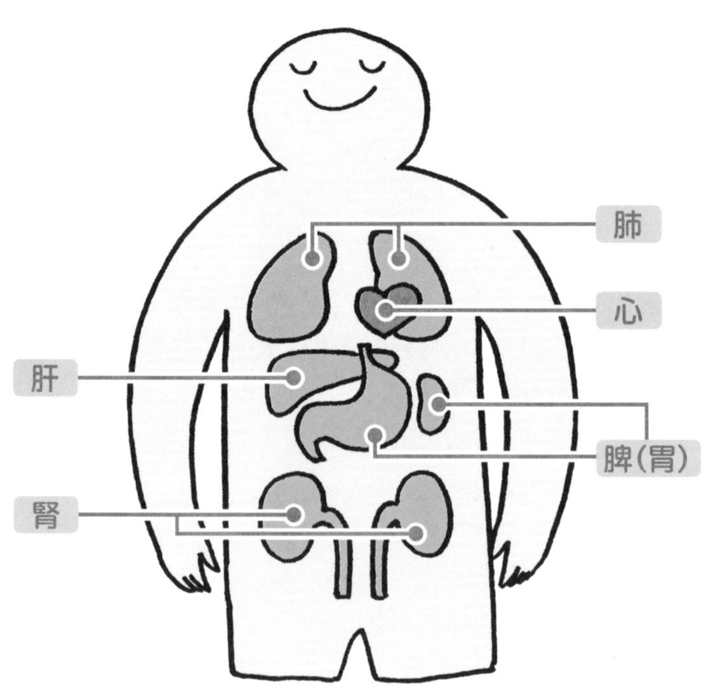

【肝】…「気」と「血」の新陳代謝を行い、血液を貯蔵する。自律神経や運動機能をコントロールする

●肝鬱気滞…ストレスなどにより「気」と「血」の新陳代謝が悪くなることで起こる

症状　イライラ・胸のつかえ・腹部の張り・気力の低下　など

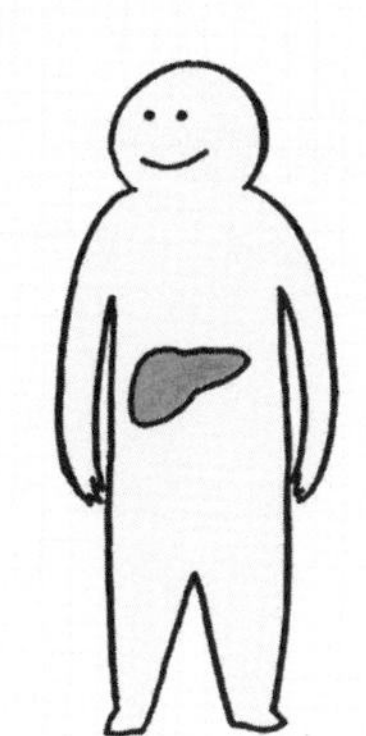

●肝火上炎…肝鬱気滞が長期化し、悪化することで起こる

症状　赤ら顔・目の充血・めまい・耳鳴り・頭痛　など

【心】…血液を全身に送り出す心臓としてのポンプ機能（心臓機能）と精神活動（思考・意志・記憶）をコントロールする

●心気虚…心を動かす「気」が不足することで起こる

症状　動悸・息切れ・全身衰弱・神経衰弱・不整脈・狭心症　など

●心血虚…精神活動の栄養である「血」が不足している状態

症状　意識散漫・集中力の低下・記憶力の低下・動悸・不安感・めまい・不眠・多夢　など

※多夢…夢をよく見ることや特に嫌な夢や怖い夢を多く見ること

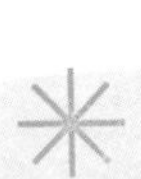

【脾】…消化吸収機能を担う消化器系をコントロールする。また、消化吸収により「気」「血」「水」を生成する働きを担う。湿気に弱い性質をもつ

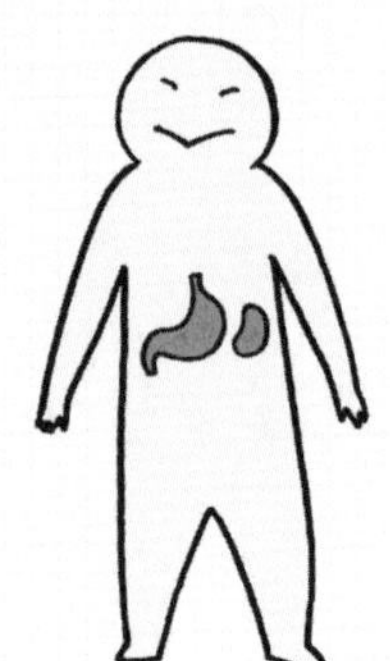

●脾気虚…脾の「気」が不足することで起こる

症状　食欲減退・食後の腹部膨満・下痢・無気力・疲労倦怠・痩せる・顔色が黄色くなる　など

※脾気虚のほかに、脾陽虚や脾気虚もありますが、それらを総称して「脾虚」と表現しています

【肺】…呼吸機能と触覚を司る。また、「気」や「水」を体内に巡らせる働きをもつ。皮膚や粘膜機能は、肺の機能と関係性が深いと考えられ、乾燥に弱い性質がある

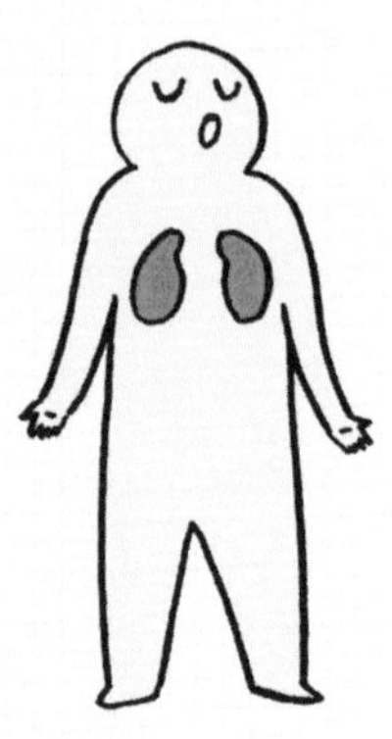

●肺陰虚…肺の潤い「水」が不足することで起こる

症状　空咳・血痰・気管支炎・乾燥肌・声がれ・痩せる・ほてり　など

●肺気虚…肺を動かす「気」が不足することで起こる

症状　呼吸困難・発汗異常・疲れやすくなる・感染症にかかりやすくなる　など

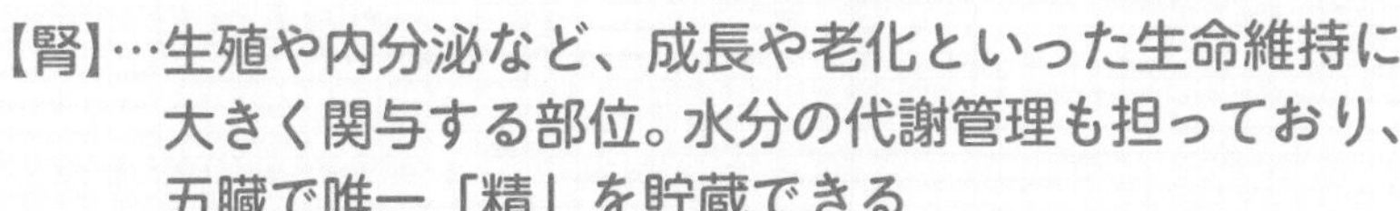
【腎】…生殖や内分泌など、成長や老化といった生命維持に大きく関与する部位。水分の代謝管理も担っており、五臓で唯一「精」を貯蔵できる

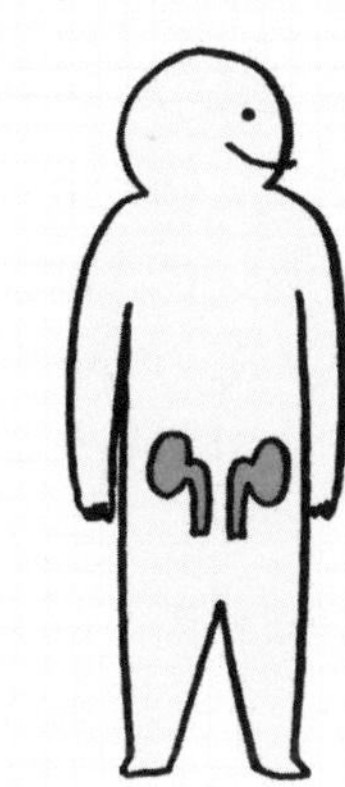

- 腎陰虚（じんいんきょ）…腎の潤い「水」が不足することで起こる

  症状　口の渇き・微熱・めまい・耳鳴り・寝汗・不眠・夢精・便秘　など

- 腎陽虚（じんようきょ）…腎の「陽気（熱エネルギー）」が不足して起こる

  症状　体の強い冷えとともにだるさ・腰痛・下肢のむくみ・歯が弱る・頻尿・耳鳴り　など

※腎陽虚と腎気虚を総称して、「腎虚」と表現しています。

＊＊＊

体の不調は突然生じるのではなく、「気」「血」「水」の不足や停滞が積み重なることで生じます。

また、その不調を放置しておくと、どんどん悪化し、根本的な改善まで時間がかかります。不調がある場合は、症状から「気」「血」「水」の何が不足し、停滞しているのかを知り、その原因を食養生や生活養生で改善していきましょう。

食べものがもつ作用について

ねぎやショウガを食べると体が温かくなる、しじみを食べると二日酔いに効く、そんなことを聞いたことはありませんか。実は食べものは、体に働きかけるさまざまな作用をもっているのです。

食べものの性格がわかると、どのようなときに食べるべきかがわかり、効果的な食事ができます。

- 理気作用…体と心を動かす「気」（エネルギー）の巡りを良くする。腸の蠕動（ぜんどう）運動を活発にする作用もある
  ※腸の蠕動運動…腸が伸びたり縮んだりをくり返して、消化した食べものを移動させ、体外へ排出する動き
- 利尿作用…尿の出を良くすることで、体内に停滞した余剰な水分を排泄する
- 利水作用…水分代謝を高めることで、体内の水分代謝バランスの乱れを正す

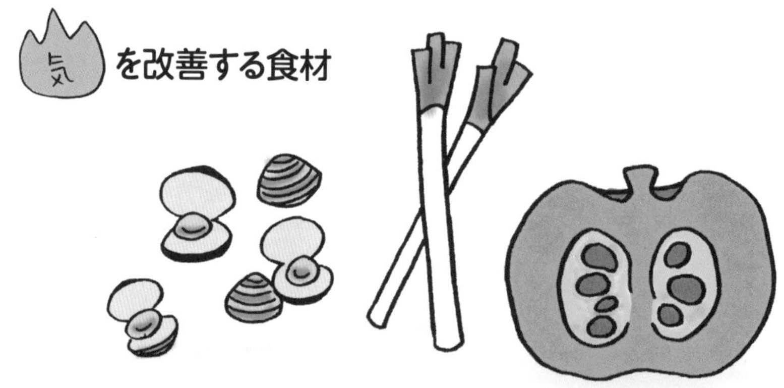

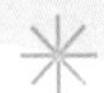

- 清熱（せいねつ）作用…体内に停滞した余剰な熱を冷ます。苦味の食材が持つ作用
- 解毒作用…体内に停滞した毒素を分解し、排泄を促進する
- 温熱作用…体を温める
- 補気作用…体と心を動かすエネルギーである「気」の生成量を増やす
- 補陰作用…体の潤いである「水」を補う

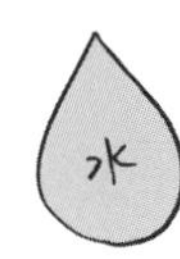

を改善する食材

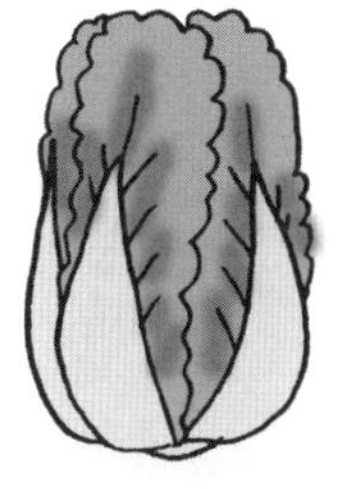

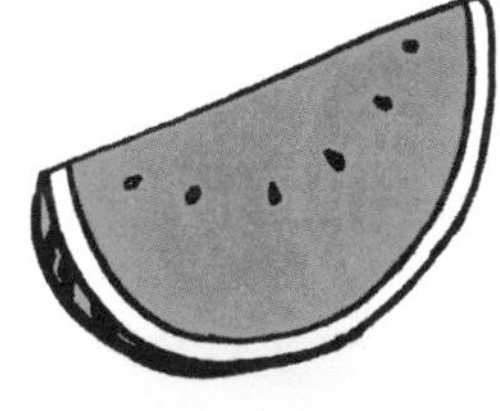

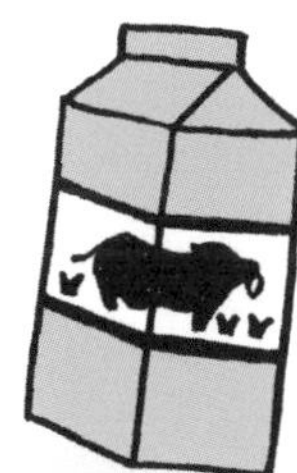

- 補血作用…血液とその流れである「血」を補い、血液を生成する能力を高める
- 駆瘀血（くおけつ）作用…血液を浄化し、血液の流れを改善することで、体内の血液の流れが滞った状態を改善する
- 補腎作用…五臓の【腎】の働きを改善する
- 補脾作用…五臓の【脾】の働きを改善する

を改善する食材

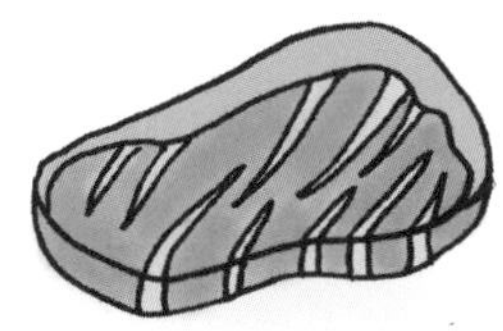

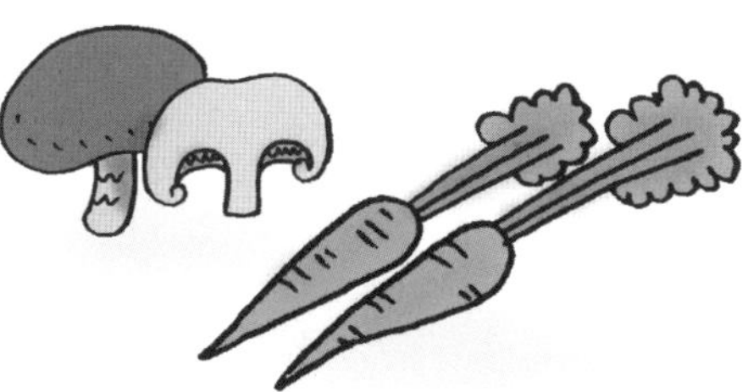

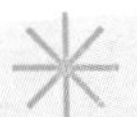

- 補肝作用…五臓の【肝】の働きを改善する
- 補気健脾（ほきけんぴ）作用…五臓の【脾】の働きを改善し、栄養の消化吸収を高めることで体と心を動かすエネルギーである「気」を補う
- 芳香性健胃（ほうこうせいけんい）作用…香りにより腸の蠕動運動を改善し、胃腸機能を改善させる
- 養心安神（ようしんあんじん）作用…心（メンタル）に働きかけ、精神を安定させる
- 強心作用…心機能（心臓の働き）を高める

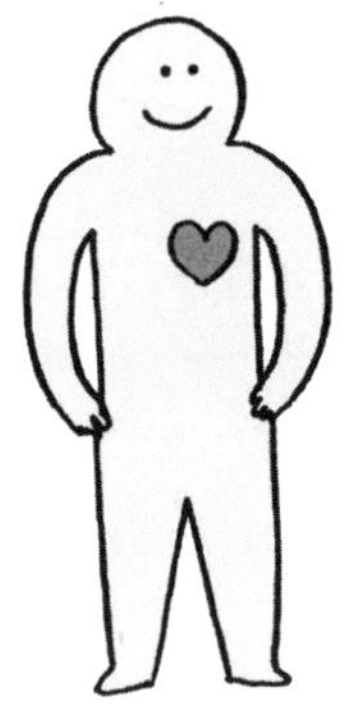

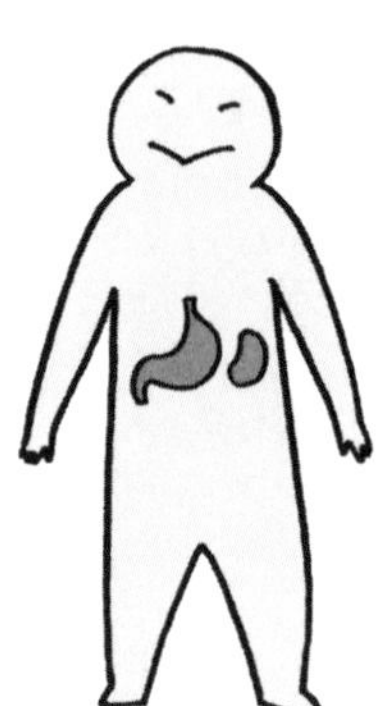

- 発汗作用…発汗を促す
- 強筋骨（きょうきんこつ）作用…筋肉や骨を強化する
- 整腸作用…腸の働きを整える
- 細胞賦活（さいぼうふかつ）作用…細胞の働きを活発にする
- 鎮痛作用…痛みを鎮め、イライラを解消する
- 軟化作用…固いものを柔らかくする。鹹味（かんみ）の食材がもつ作用
- 瀉下（しゃか）作用…便通を良くする。鹹味の食材がもつ作用
- 滋養（じよう）作用…体に栄養を与える。甘味の食材がもつ作用
- 弛緩（しかん）作用…緊張した状態を和らげる。甘味の食材がもつ作用
- 発散作用…毛穴を開げて汗をかかせたり鼻の詰まりなどを改善する。辛味の食材がもつ作用

●運行(うんこう)作用…体と心を動かすエネルギーである「気」や血液とその流れである「血」の巡りを良くして体を温める。辛味の食材がもつ作用
●収斂(しゅうれん)作用…肌を引き締めたり、発汗を抑える。酸味の食材がもつ作用
●固渋(こじゅう)作用…体を引き締め、出過ぎるものを抑え、渋らせる
●燥湿堅化(そうしつけんか)作用…余分な水分を取り除き、柔らかくなりすぎたものを固くする。苦味の食材がもつ作用

＊＊＊

体の不調は突然生じるのではなく、「気」「血」「水」不足や停滞が積み重なることで生じます。日々の生活の中で、「気」「血」「水」が不足したり、停滞しないように食養生や生活養生を行いましょう。

不調を引き起こす外部からの刺激

東洋医学では、季節の変化などの体に悪影響を及ぼす外的要因を6つに分類し、「六淫（りくいん）」もしくは「外邪（がいじゃ）」と言います。これらは、「風邪（ふうじゃ）」「暑邪（しょじゃ）」「熱邪（ねつじゃ）」「湿邪（しつじゃ）」「燥邪（そうじゃ）」「寒邪（かんじゃ）」に分けられ、それぞれによって生じる不調が異なります。ここでは、各外邪とそれらによって引き起こされる不調について紹介します。

風邪（ふうじゃ）…風のように体内を駆け巡る性質をもつ邪気

花粉や黄砂（こうさ）、菌、ウイルス、ハウスダストなど、体に侵入する物質が風邪に分類される。春に強くなり、体の上半身（特に頭）の不調を引き起こす

主な症状　頭痛・めまい・くしゃみ・咳・鼻詰まりなど、主に上半身の不調　など

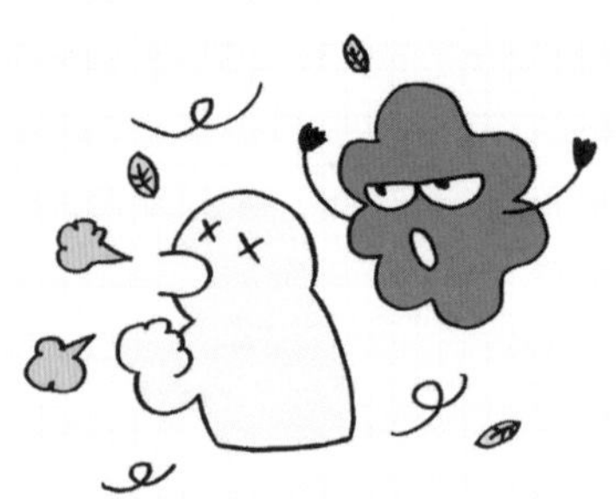

暑邪（しょじゃ）…真夏の暑さによる邪気（夏限定の外邪）

暑さからイライラしたり、ヒステリックになったりと、精神面への影響がある。夏に強くなり、「水」や「気」が消耗することで不調を引き起こす

主な症状　口の渇き・発熱・熱中症・頭痛・イライラ・ヒステリー　など

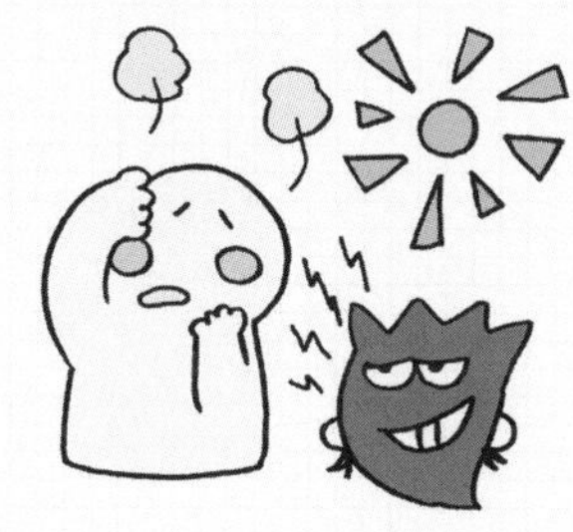

熱邪（ねつじゃ）…体内の熱量を過剰にする邪気

暑邪より症状が強い。ほかの外邪が体内にとどまることで、熱邪に変わることが多い。夏（特に暑い日）に症状が強くなり、体の上半身（特に頭）の不調を引き起こす。さらに、体内に熱がこもることで出血しやすくなったり、できものができやすくなる

主な症状　高熱・目の充血・頭痛・のぼせ・睡眠障害　など

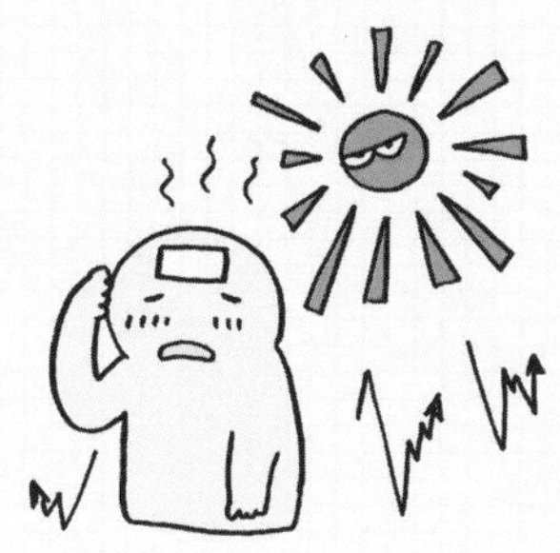

湿邪(しつじゃ)…湿気による邪気

体内で水分代謝の異常を起こすことで、主に脾の不調を引き起こす。夏から秋にかけて強くなる

主な症状　吐き気・食欲不振・下痢・だるさ・関節痛　など

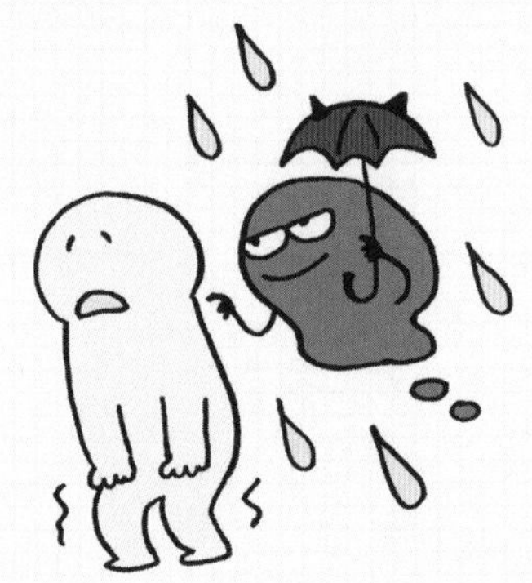

燥邪(そうじゃ)…体内を乾燥状態にする邪気

秋に強くなり、体（特に肺と大腸）を乾燥させる。「気」を生成しにくくなるため、免疫力が低下しやすくなる

主な症状　鼻や喉、口の粘膜の乾燥による痛み・鼻血・倦怠感・だるさ　など

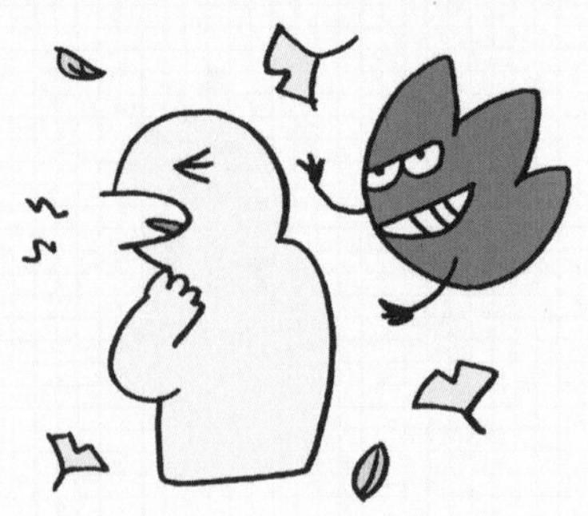

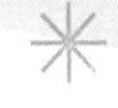

寒邪（かんじゃ）…体の外の寒さや冷たさによって体を冷やす邪気

冬に強くなり、主に腎や膀胱の不調を引き起こす

主な症状　悪寒・発熱・頭痛・腰痛・生理痛・頻尿　など

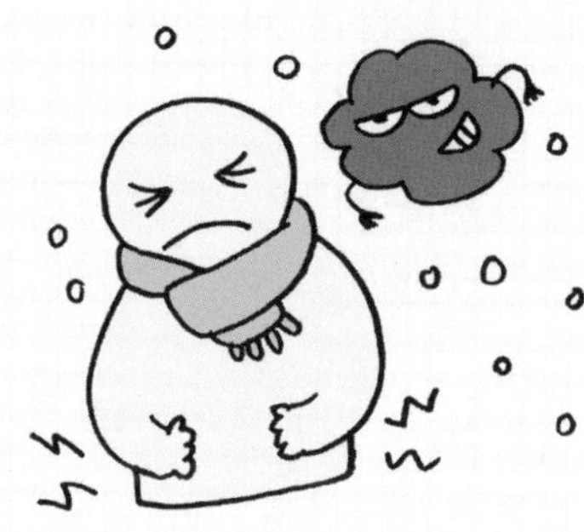

＊＊＊

「毎年、春になると体調が悪くなる」など、不調が生じやすい季節がある方は、外邪によって不調が引き起こされているかもしれません。思い当たる季節に起きやすい外邪の特徴を知ることで、不調に対処することができ、１年中健康的に過ごせるようになります。

あなたはどのタイプ？
「タイプ別診断」

不調を未然に防ぐには、不足しているものや停滞しているものなど、自分の状態を知ることが大切です。

次のチェックリストで、あてはまる項目にチェックをしてください。

チェックリスト

【A】

□いつも疲れている
□気力が湧かない
□よく風邪を引く
□あまり食欲がない
□どちらかと言えばお腹がゆるい
□筋トレをしても筋肉がつかない

【B】

□ため息がよく出る
□歯ぎしりがよく起きる
□肩や首がこりやすい
□小さなことにもイライラしてしまう
□喉に異物感がある
□腹部に膨満感がある

【C】

□眼精疲労が激しい
□白髪や脱毛が多い
□顔色が悪い
□めまいやふらつきが起こりやすい
□生理不順である
□皮膚が乾燥する

【D】

□手足がしびれる
□関節痛がある
□あざができやすい
□生理痛が激しい
□冷えのぼせを感じる
□肩こりや頭痛が激しい

【E】

□常に口や喉が渇く
□便秘（乾燥便）である
□寝汗をかく
□皮膚が乾燥する
□よく顔がほてる
□尿の量が少ない、濃い

【F】

□体が重だるい
□痰がよく出る
□胃もたれが起こる
□全身にむくみがある
□ベタベタした便が出る
□耳鳴りやめまいがする

チェックが２つ以上ついたグループが、あなたの体の状態にあてはまるタイプを示しています。次のページで、それぞれのタイプについて示していますので、あてはまったタイプを確認しましょう。

Ａ～Ｅ、複数のタイプにあてはまった場合は、あてはまった項目の多いタイプから優先的に改善しましょう。

季節や生活状況によって体の状態は変化するので、定期的にチェックしてください。

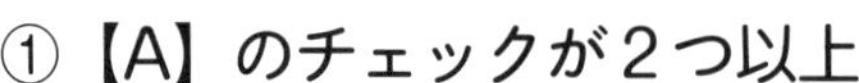
①【A】のチェックが２つ以上

「気」が不足している
“気虚タイプ”

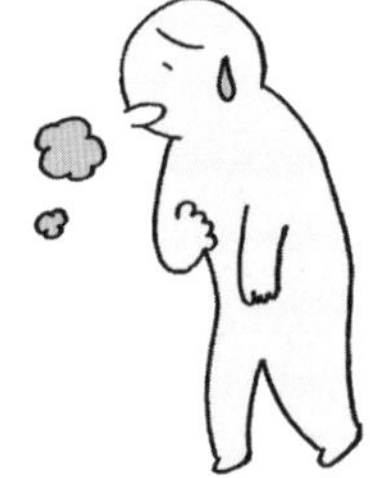
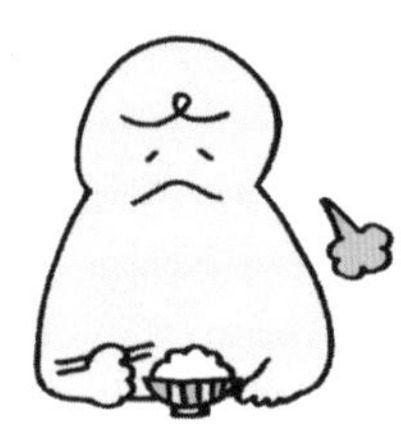
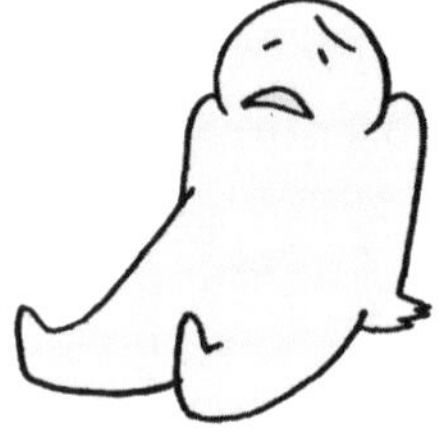

おすすめの食材

補気作用が高い…まいたけ・パイナップル・鶏肉　など

②【B】のチェックが２つ以上

「気」の流れが滞っている
“気滞タイプ”

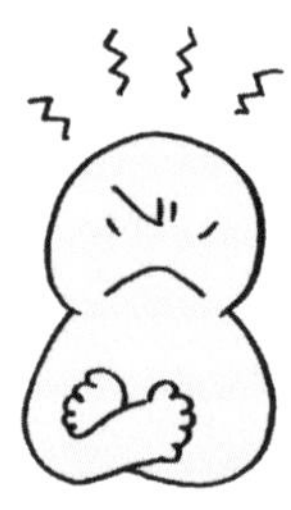
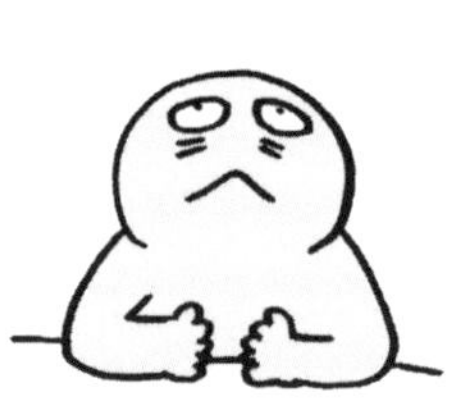
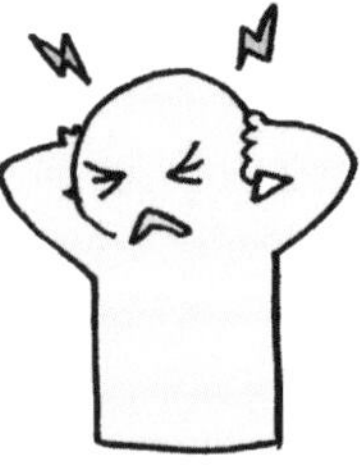

おすすめの食材

理気作用が高い…たまねぎ・柚子・ホタテ　など

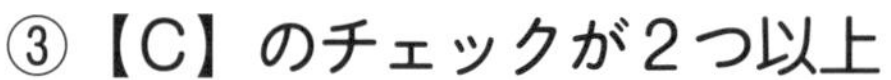
③【C】のチェックが２つ以上

「血」が不足している
“血虚タイプ”

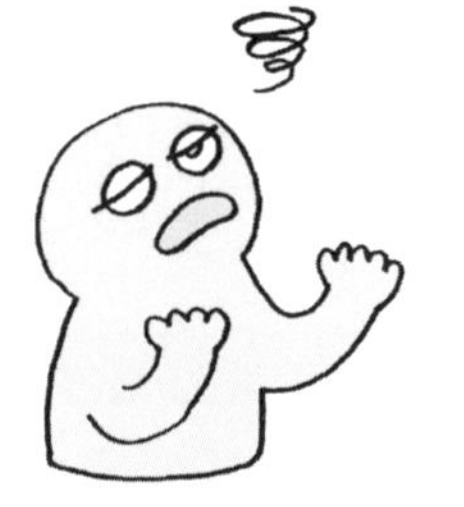
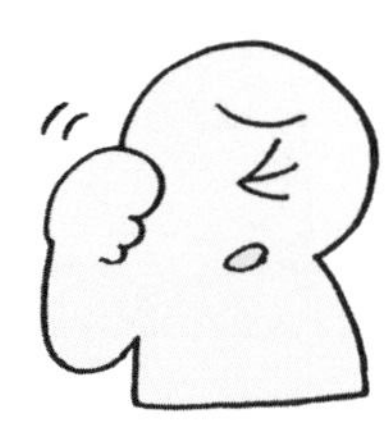
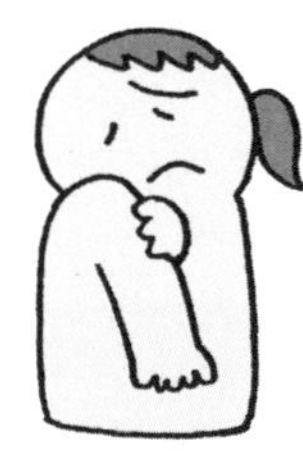

おすすめの食材

補血作用が高い…青梗菜・サクランボ・かつお　など

④【D】のチェックが２つ以上

「血」の巡りが悪くなっている
“瘀血タイプ”

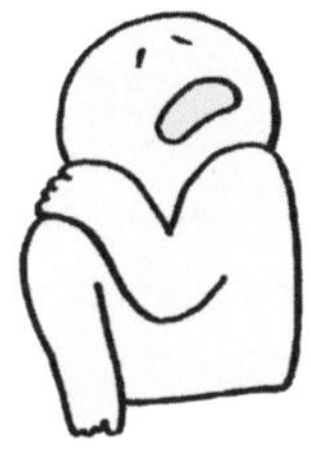
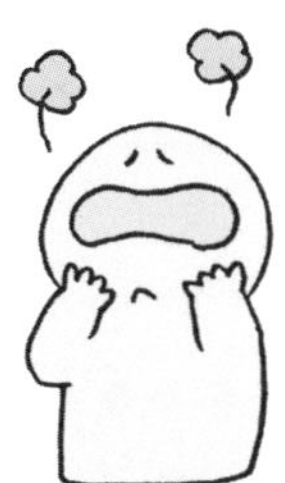
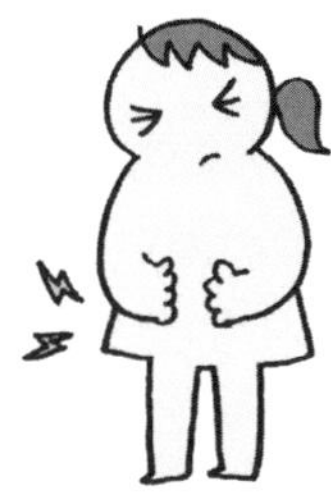

おすすめの食材

駆瘀血作用が高い…さといも・桃・ひじき　など

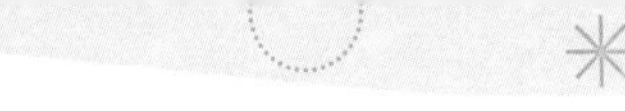

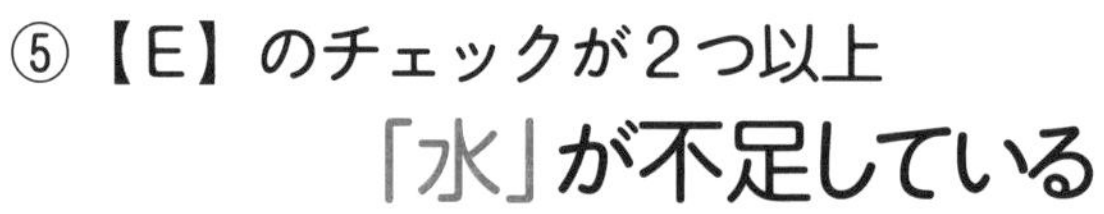

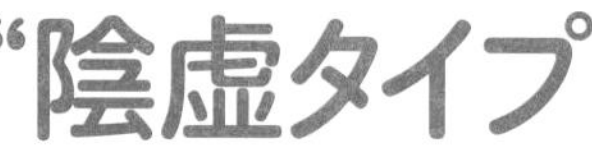

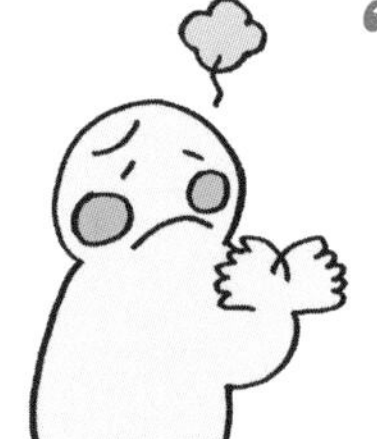

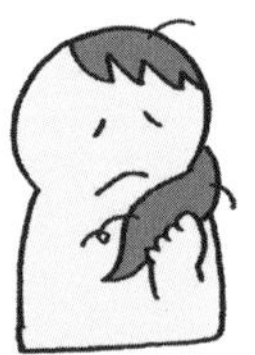

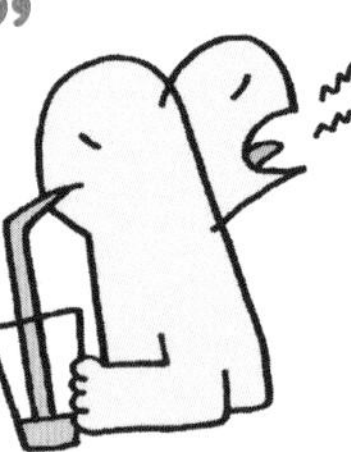

おすすめの食材

補陰作用が高い…小松菜・カニ・クコの実　など

⑥【F】のチェックが2つ以上

「水」の流れが滞っている

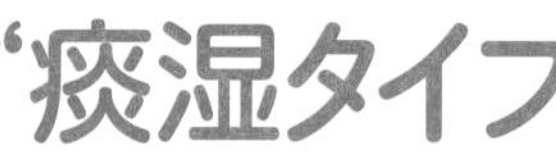

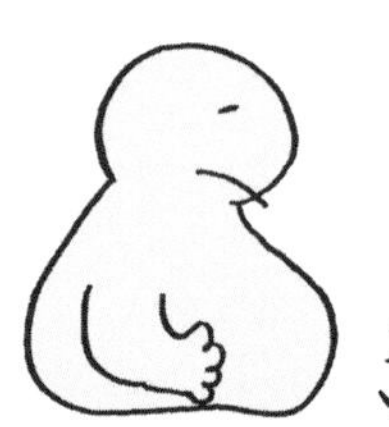

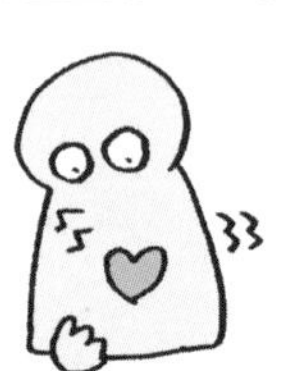

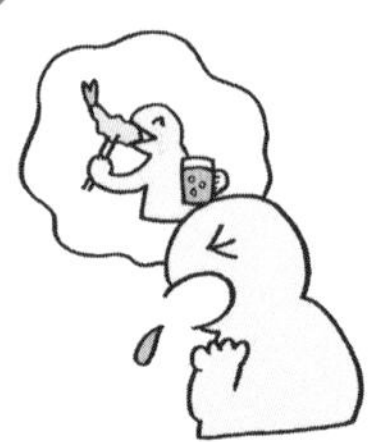

おすすめの食材

利水作用が高い…もやし・スイカ・トウモロコシ　など

＊＊＊

現在の自分のタイプがわかったら、改善するために食べるべきものを第三章で確認してみましょう。1つだけでも今日の食事に取り入れてみてください。

第二章

不調が生じるメカニズムと対処法を知ろう

ここでは、さまざまな不調についての東洋医学的な考え方から不調が生じるメカニズムや症状の特徴についてお話ししたうえで、改善するために食べたい食材をご紹介します。
メカニズムに沿った改善方法をとることで、効率的に不調を緩和することができますよ。

胃痛

メカニズム

西洋医学では、急性胃炎や慢性胃炎、胃潰瘍、十二指腸潰瘍などが原因として考えられます。

一方、東洋医学では、胃の機能が低下することで胃の中の「気」が停滞し、痛みを引き起こすと考えられています。

原因

①冷え

胃が冷える→脾の機能が低下→脾の中にある「気」が鬱滞する（気滞状態）→胃が痛む

症状：お腹が冷たく感じ、下痢や軟便をともなって起こる胃痛

有効な食材：**体を温める食材** ニラ・ねぎ・たまねぎ・かぼちゃ・桃・サクランボ・ライチ・杏子・ミカン・あじ・イワシ・鯖・鮭・エビ・鶏肉・羊肉・陳皮・ショウガ・ナツメ・シナモン・にんにく

②神経性（ストレスや考えすぎ）

ストレス・考えすぎ→肝の機能が低下→肝と関連性の強い脾の機能が低下→脾の中にある「気」が鬱滞する（気滞状態）→胃が痛む

症状：イライラや精神不安定、お腹の張りなどをともなったキリキリと痛む胃痛

有効な食材：**気の巡りを良くする食材** キャベツ・ニラ・ねぎ・たまねぎ・レモン・ミカン・陳皮

③暴飲暴食

過食・脂っこいものを食べる→脾に消化できないものが生まれる→脾の機能が低下→脾の中にある「気」が鬱滞する→胃が痛む

症状：胃もたれ、下痢をともなって起こる胃痛

有効な食材：**消化機能をサポートする食材** キャベツ・たまねぎ・大根・ショウガ・山査子

脾の働きを元気にする食材 キャベツ・アスパラガス・ねぎ・たまねぎ・豆苗・枝豆・かぼちゃ・ナス・トマト・ニンジン・じゃがいも・さつまいも・たけのこ・まいたけ・大豆・長芋・リンゴ・サクランボ・レモン・ミカン・イワシ・かつお・鯖・さんま・鮭・ホタテ・エビ・牛肉・鶏肉・羊肉・米・ショウガ・ナツメ・葛・薬用人参

④胃腸機能の虚弱（脾虚）

脾の働きがもともと悪い→胃の中に冷えが生まれる→胃腸機能の低下→胃の中にある「気」が鬱滞する（気滞状態）→胃が痛む

症状：胃の停滞感、胃もたれ、吐き気、胃の鈍痛など

有効な食材：**脾の働きを元気にする食材** キャベツ・アスパラガス・ねぎ・たまねぎ・豆苗・枝豆・かぼちゃ・ナス・トマト・ニンジン・じゃがいも・さつまいも・たけのこ・まいたけ・大豆・長芋・リンゴ・サクランボ・レモン・ミカン・イワシ・かつお・鯖・さんま・鮭・ホタテ・エビ・牛肉・鶏肉・羊肉・米・ショウガ・ナツメ・葛・薬用人参

改善方法

胃痛を引き起こすのは、いずれも胃腸機能の低下が原因となります。お腹を温める、腹8分目を心がける、自分なりのストレス発散法を見つける、胃に優しい食材を選ぶなど、各原因を取り除く食養生と生活養生が必要になります。

胃腸・消化器系

胃もたれ

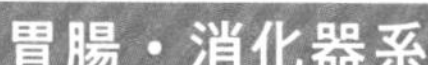

✣メカニズム

脾の機能が低下し、消化能力が落ちることで起こります。

✣原因

①暴飲暴食

過食、アイスや脂っこいもの、腐っているものを食べる→脾に食滞（消化できないもの）が生まれる→脾の機能が低下→胃もたれ

症状：吐き気をともなう胃もたれ

有効な食材：消化機能をサポートする食材　キャベツ・たまねぎ・大根・ショウガ・山査子

脾の働きを元気にする食材　キャベツ・アスパラガス・ねぎ・たまねぎ・豆苗・枝豆・かぼちゃ・ナス・トマト・ニンジン・じゃがいも・さつまいも・たけのこ・まいたけ・大豆・長芋・リンゴ・サクランボ・レモン・ミカン・イワシ・かつお・鯖・さんま・鮭・ホタテ・エビ・牛肉・鶏肉・羊肉・米・ショウガ・ナツメ・葛・薬用人参

②過労

過労→「気」の消耗→脾と胃の機能が低下→消化不良→胃の中の飲食物が停滞→胃もたれ

症状：疲労感をともなう胃もたれ

有効な食材：脾の働きを元気にする食材　キャベツ・アスパラガス・ねぎ・たまねぎ・豆苗・枝豆・かぼちゃ・ナス・トマト・

ニンジン・じゃがいも・さつまいも・たけのこ・まいたけ・大豆・長芋・リンゴ・サクランボ・レモン・ミカン・イワシ・かつお・鯖・さんま・鮭・ホタテ・エビ・牛肉・鶏肉・羊肉・米・ショウガ・ナツメ・葛・薬用人参

③精神的ストレス

ストレス→肝がダメージを受ける→肝が代謝させている「気」が停滞→脾へ「気」が巡らなくなる（気滞状態）→脾の機能が低下→胃もたれ

症状：胃痛をともなう胃もたれ

有効な食材：**気の巡りを良くする食材** キャベツ・ニラ・ねぎ・たまねぎ・レモン・ミカン・梅・陳皮

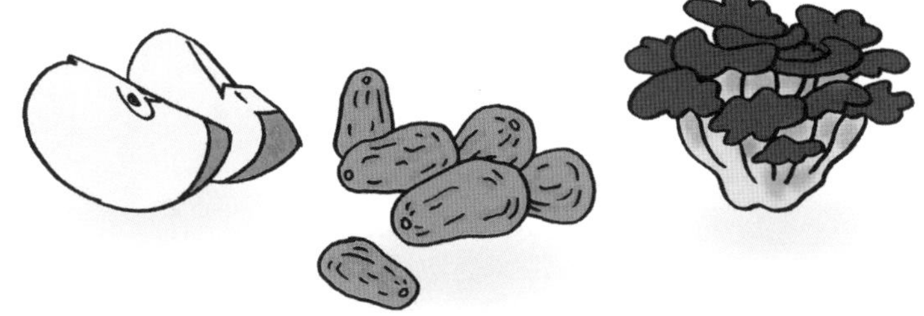

改善方法

胃の機能低下の原因を追求して改善するのが、ベストです。胃がもたれているときは、消化のよい温かいものを少し食べるようにしましょう。また、暴飲暴食など生活習慣に関連しているケースが多いので、生活の見直しも忘れずに心がけましょう。

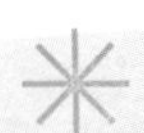

胃腸・消化器系

食欲不振

✣メカニズム

さまざまな原因により、胃腸を中心とした消化器系の働きを担う脾の機能が低下することで起こります。

✣原因

①先天的な脾の虚弱（脾気虚）

脾の機能が低下→脾を動かすための「気」が不足→食欲不振

症状：慢性疲労をともなう食欲不振

有効な食材：**気を補う食材**　ねぎ・たまねぎ・かぼちゃ・ニンジン・じゃがいも・さつまいも・さといも・山芋・シイタケ・まいたけ・リンゴ・パイナップル・あじ・イワシ・かつお・鯖・さんま・鮭・鱈・鯛・うなぎ・ホタテ・タコ・イカ・牛肉・豚肉・鶏肉・羊肉・卵・米・小麦・ショウガ・ナツメ・薬用人参

脾の働きを元気にする食材　キャベツ・アスパラガス・ねぎ・たまねぎ・豆苗・枝豆・かぼちゃ・ナス・トマト・ニンジン・じゃがいも・さつまいも・たけのこ・まいたけ・大豆・長芋・リンゴ・サクランボ・レモン・ミカン・イワシ・かつお・鯖・さんま・鮭・ホタテ・エビ・牛肉・鶏肉・羊肉・米・ショウガ・ナツメ・葛・薬用人参

②精神的ストレス

ストレス→肝がダメージを受ける→肝が代謝させている「気」が停滞→脾へ「気」が巡らなくなる→胃腸機能や腸の蠕動運動が低下

→食欲不振

症状：げっぷ・胸焼けをともなう食欲不振

有効な食材：**気の巡りを良くする食材**　キャベツ・ニラ・ねぎ・たまねぎ・レモン・ミカン・梅・陳皮

③湿邪

湿邪が胃の中に停滞する→湿邪により脾の機能が低下→食欲不振

症状：吐き気や胃もたれをともなう食欲不振

有効な食材：**湿邪を取り除く食材**　白菜・ねぎ・ナス・もやし・ごぼう・大豆・あじ・鯖・昆布・わかめ・トウモロコシ・玄米

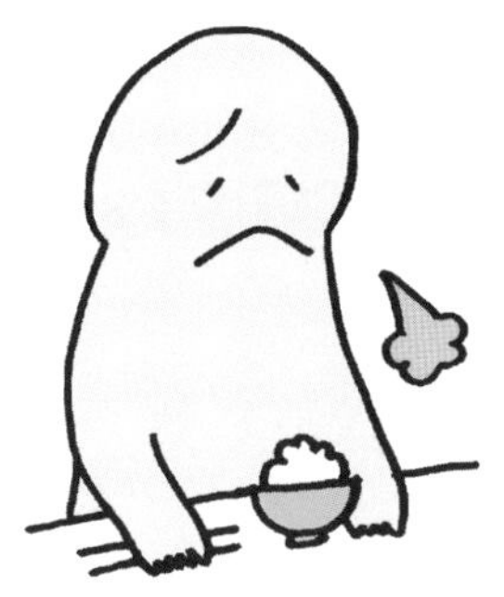

改善方法

基本的には脾の働きを元気にすることが必要となります。 慢性的なストレスは胃の機能を低下させ、 梅雨時期や過度の水分摂取は胃の中に湿邪を生みだすため、 食欲不振が起こります。「脾の働きを元気にする食材」 や 「湿邪を取り除く食材」 とあわせて、 消化機能をサポートする食材も摂るとより良いでしょう。

吐き気

✣メカニズム

消化機能が不調になると、胃の内容物が上がってしまい、吐き気が起こります。

✣原因

①外邪（寒邪・湿邪）の侵入

外部からの寒冷や湿気→胃腸機能の低下→吐き気

※気圧の変化や風邪を引いたときの吐き気などがこれにあたる

症状：胃の中の冷えやめまいなどをともなった吐き気

有効な食材：**胃の中を温め過剰な水分を取り除く食材**　ショウガ

②暴飲暴食

過食・アイスや脂っこいもの、腐っているものなどを食べる→脾に食滞（消化できないもの）が生まれる→脾の機能が低下→吐き気

症状：胃もたれや消化不良をともなった吐き気

有効な食材：**消化機能をサポートする食材**　キャベツ・たまねぎ・大根・ショウガ・山査子

③精神的ストレス

ストレス→肝がダメージを受ける→肝が代謝させている「気」が停滞→脾へ「気」が巡らなくなる→脾の機能が低下→吐き気

症状：胃痛をともなう吐き気

有効な食材：**気の巡りを良くする食材**　キャベツ・ニラ・ねぎ・たまねぎ・レモン・ミカン・梅・陳皮

④過労・持病

過労・病気（発熱をともなう風邪など）→「気」の消耗→脾の機能が低下→吐き気

症状：食欲不振が続いたあとの吐き気

有効な食材：**脾の働きを元気にする食材**　キャベツ・アスパラガス・ねぎ・たまねぎ・豆苗・枝豆・かぼちゃ・ナス・トマト・ニンジン・じゃがいも・さつまいも・たけのこ・まいたけ・大豆・長芋・リンゴ・サクランボ・レモン・ミカン・イワシ・かつお・鯖・さんま・鮭・ホタテ・エビ・牛肉・鶏肉・羊肉・米・ショウガ・ナツメ・葛・薬用人参

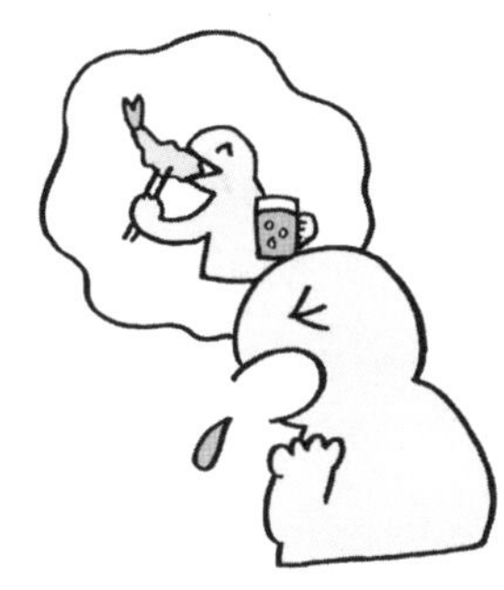

改善方法

「脾に停滞したものの消化を助ける食材」や「脾の活動を活発にする食材」を食べると吐き気が改善します。また、食べずに空腹感が出るまで胃を休めるのもいいでしょう。

胃腸は特に寒冷や湿気に弱いので、寒いところに長時間いると、機能が低下します。冷たいものを控え、寒いときは温かい格好で過ごすようにしましょう。

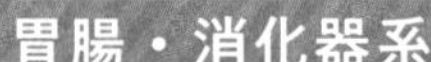

下痢・軟便

✣メカニズム

急性と慢性の下痢があります。急性の場合、食あたりや冷え、暴飲暴食、ウイルスや菌体の感染が原因と考えられます。慢性の場合、体質的なお腹の冷えや過労、ストレスなどが考えられます。

いずれも脾の働きが阻害されることで、消化吸収がうまくいかずに消化不良を起こして生じます。

✣原因

①お腹の冷え（寒邪）

脾に寒邪が侵入→脾の機能が低下→下痢

症状：お腹の冷えをともなう下痢

有効な食材：**お腹を温める食材**　ねぎ・たまねぎ・エビ・鶏肉・羊肉・ショウガ・シナモン・にんにく

②暴飲暴食

過食・アイスや脂っこいもの、腐っているものを食べる→脾と胃に食滞（消化のできないもの）が生まれる→脾の機能が低下→下痢

症状：胃もたれ、吐き気、お腹の張り、下痢など

有効な食材：**消化機能をサポートする食材**　キャベツ・たまねぎ・大根・ショウガ・山査子

③過労

過労→「気」の消耗→脾の機能が低下→消化不良→下痢

症状：疲労感をともなう下痢

有効な食材：**疲労回復をしつつ脾に負担をかけない食材** 米(おかゆ)・豆腐

④精神的ストレス

ストレス→肝がダメージを受ける→肝が代謝させている「気」が停滞→脾へ「気」が巡らなくなる→脾の機能が低下→下痢

症状：イライラ、下痢

有効な食材：**気の巡りを良くする食材** キャベツ・ニラ・ねぎ・たまねぎ・レモン・ミカン・梅・陳皮

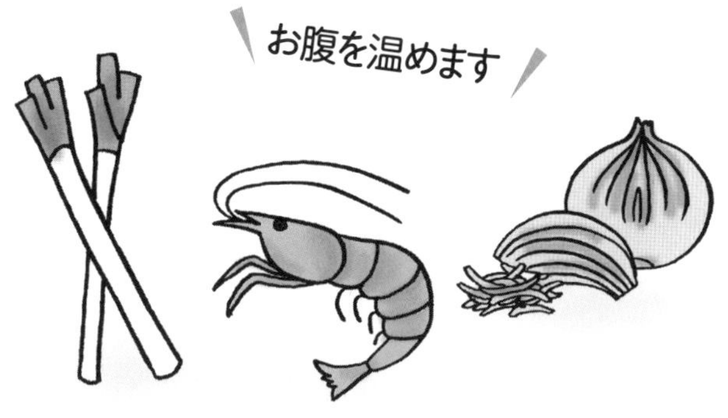

改善方法

急性の場合、まずは食事をやめて空腹感が出るまでしっかりと休養しましょう。慢性の場合も体の休養とストレスケアが必要です。体を温める温性の食材を中心に食べ、冷たいものや生ものを避けるようにしましょう。

バナナやブドウなど、タンニンが豊富な食材や整腸作用の高い食材も一緒に摂るとより良いでしょう。

胃腸・消化器系

便秘

✣メカニズム

便秘は慢性化することが多く、主な原因は、血液循環の停滞（瘀血（おけつ））や腸内の乾き（陰虚（いんきょ））が考えられます。食生活による影響が大きく、食物繊維が慢性的に不足することで便秘体質になりやすくなります。

✣原因

①「血」の停滞（瘀血）

「血」が停滞→血液によって送られる潤いが腸に届かない→便秘

症状：腹部の張りや痛みをともなう便秘

有効な食材：**瘀血を改善して便秘を改善する食材**　ほうれん草・桃・杏子・わかめ・ひじき・納豆

②「陰」の不足（陰虚）

「陰」が不足→腸内が乾く→乾燥便になる→便秘

症状：兎の糞のような乾燥便（コロコロの便）

有効な食材：**腸内に潤いをつける食材**　白菜・ほうれん草・小松菜・大根・レンコン・さといも・パイナップル・スイカ・サクランボ・ライチ・梅・鯛・ひじき・豚肉・チーズ・クコの実

③食物繊維の不足

食物繊維の不足→便秘

症状：臭いのあるガスが出る、お腹が詰まって苦しい有効な食材： **食物繊維が豊富な食材** 白菜・ブロッコリー・アスパラガス・もやし・オクラ・かぼちゃ・ごぼう・さつまいも・レンコン・さといも・こんにゃく・たけのこ・シイタケ・まいたけ・バナナ・リンゴ・パイナップル・キウイフルーツ・杏子・わかめ・ひじき・昆布・米・小麦・とうもろこし・ナツメ

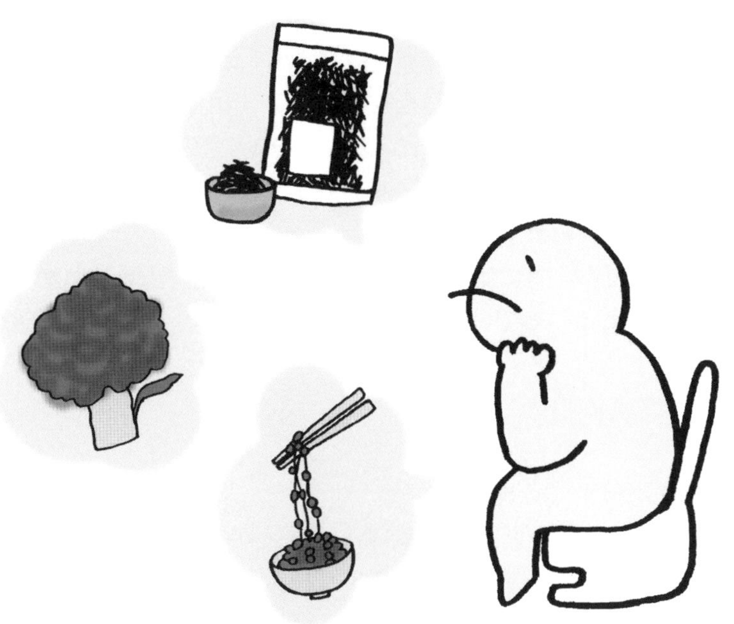

改善方法

体質的な要素が強いため、 改善するのはなかなか大変です。腸内環境を改善するためには、 積極的に整腸作用をもつ食物繊維が豊富な食材や乳酸菌を摂り、 定期的な運動を心がけましょう。

胃腸・消化器系

めまい

✣メカニズム

西洋医学的には、回転性のめまい（原因：メニエール病、突発性難聴、てんかんなど）と非回転性のめまい（原因:パーキンソン病、高血圧、貧血など）、失神をともなうめまい（原因：極度の緊張、不整脈、心筋梗塞など）、その他（原因：低血糖や怒りなど）と大きく４つに分けられます。

東洋医学では、特に痰湿や五臓の肝、心、脾、腎のいずれかが働きを阻害されることで、体の正常な「水」（体液）の流れに異常が起こって生じるとされています。

✣原因

①飲食の不摂生（痰湿）

暴飲暴食→体に「痰湿（余剰な水液が長期間停滞したもの）」が蓄積する→「痰湿」が体内の正常な流れを停滞させる→めまい

症状：ふらふらするめまい、むくみ、だるさ

有効な食材：**過剰な痰湿を取り除く食材**　さといも・梨・昆布・わかめ

②怒りをともなう精神ストレス（肝鬱気滞）

ストレス→肝の働きが阻害される→肝の機能が低下→肝に蓄えられる「血」が減少→めまい

症状：イライラをともなうめまい、高血圧、筋肉のこわばり

有効な食材：**肝の働きを元気に食材**　ニラ・アスパラガス・豆苗・

トマト・ブドウ・グレープフルーツ・アジ・鯛・鱈・ウナギ・しじみ・あさり・ホタテ・昆布・イカ・クコの実

③過度の性生活、水分の過剰摂取（腎虚）

過度の性生活・水分の過剰摂取→腎がダメージを受ける→水分代謝が低下→めまい

症状：主にふわふわするめまい、むくみ、難聴、耳鳴り

有効な食材：**腎の働きを元気にする食材**　キャベツ・ブロッコリー・ごぼう・さつまいも・ブドウ・栗・あじ・鮭・エビ・ひじき・昆布・トウモロコシ・ごま・黒豆

④過度の心労（気虚・血虚）

過度の心労・ストレス→心と脾がダメージを受ける→「気」と「血」の生成が不足→めまい

症状：回転性のめまい、吐き気、食欲不振、不安感、不眠

有効な食材：**心と脾の働きを元気にする食材**　ほうれん草・小松菜・ニンジン・リンゴ・ブドウ・ライチ・ホタテ・イカ・小麦

改善方法

「気」「血」「水」の循環がうまくいかないときに起こるケースが多いため、停滞している「気」「血」「水」の循環を改善させる食材や漢方を用いるとよいでしょう。

特に、「水」の循環不全が原因として多いので、利水作用や利尿作用が高い食材（豆類・貝類・海藻類など）オススメです。

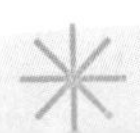

胃腸・消化器系

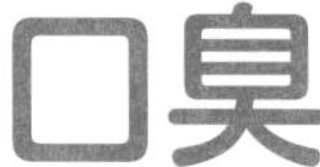

口臭

✣メカニズム

「胃気上逆（いきじょうぎゃく）」という言葉に代表される症状で、暴飲暴食や胃腸の機能低下により胃の中に過剰な熱が生じることによって起こると考えられています。

また、陰虚状態によって体液が不足し、熱が生じることで、その熱が口臭を起こすとも言われています。

✣原因

①暴飲暴食や胃腸機能の低下

暴飲暴食・胃腸機能の低下→胃の中に処理できない熱（胃熱）がこもる→口臭

症状：胃もたれ、食欲不振、吐き気をともなう口臭

有効な食材：**胃熱を冷ます食材**　キャベツ・アスパラガス・きゅうり・レンコン

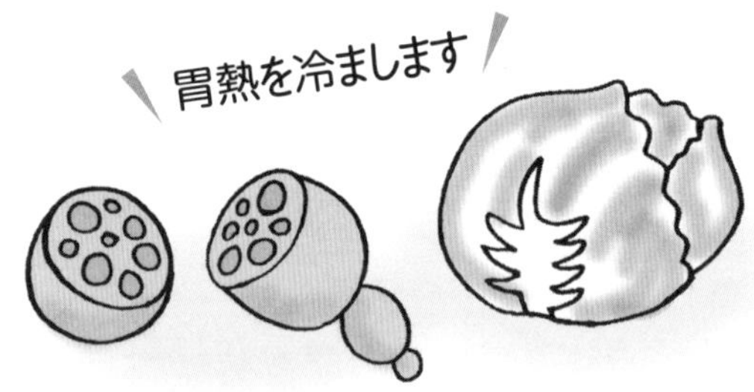

②陰虚

陰虚→胃の中の体液が減少する→渇きにより胃の中に過剰な熱が生まれる→口臭

症状：喉の渇き、体のほてり、胃もたれをともなう口臭

有効な食材：**胃の陰虚を改善する食材** 小松菜・アスパラガス・トマト・レンコン・イチゴ・梨・柿・牡蠣・豚肉・鶏肉・牛乳・チーズ・クコの実・はちみつ

胃の陰虚を改善!

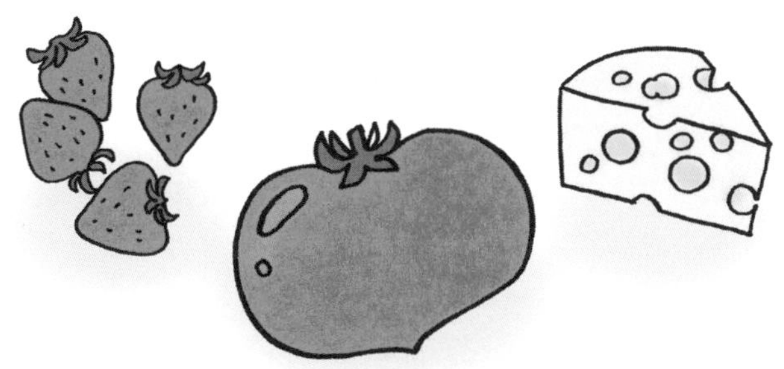

改善方法

東洋医学では、体内で過剰に起こる熱は、口臭や体臭、便や尿の臭いなど「臭いの原因」となるととらえます。

過剰に起きた胃の中の熱の原因（暴飲暴食・胃腸機能の低下・陰虚など）を特定し、どのようにクールダウンさせるかがポイントになります。

暴飲暴食が原因の場合は、「胃熱を冷ます食材」、胃の中の「水」が不足している陰虚が原因の場合は「胃の陰虚を改善する食材」を使った食養生を心がけましょう。

胃腸機能を改善するために、「脾の働きを元気にする食材」や「整腸作用が高い食材」も一緒に取るとより良いでしょう。

痛み系

頭痛

✣メカニズム

西洋医学では、群発頭痛(ぐんぱつずつう)、筋緊張性頭痛、片頭痛の３つに分けられますが、治し方は鎮痛剤の使用のみで、根本的な改善にはなりません。

一方、東洋医学では、脳へのエネルギーや栄養物質の供給を妨げる、①冷え、②ストレス、③水分代謝の異常の３つが原因だと考えます。

冷えを感じると血管が収縮し、血行不良になるため頭痛が生じます。ストレスを受けると、自律神経の働きをコントロールする肝の働きが低下するため、自律神経が乱れて脳の血流に支障が起こり、頭痛が生じます。水分の過剰摂取や代謝能力の低下などによって、体内の水分循環に停滞が起こり、水分とともに「気」や「血」の循環も停滞し、頭痛が生じます。

✣原因

①外部からの刺激（寒邪・湿邪・熱邪）

寒さ・湿気・熱→「気」「血」「水」の供給が阻害される→頭痛

症状：悪寒・だるさ・熱感などそれぞれの刺激に対する不調をともなう頭痛

有効な食材：寒邪を取り除く食材　ねぎ・たまねぎ・サクランボ・鶏肉・羊肉・ショウガ・シナモン

湿邪を取り除く食材　白菜・ねぎ・ナス・もやし・ごぼう・大豆・あじ・鯖・昆布・わかめ・トウモロコシ・玄米

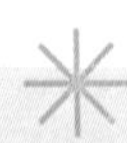

熱邪を取り除く食材　白菜・ごぼう・大根・きゅうり・トマト・ナス・豆腐・スイカ・カニ・小麦・葛

②精神的なストレス

ストレス→肝がダメージを受ける→肝が代謝させている「気」が停滞→脾へ「気」が巡らなくなる→頭痛

症状：精神的不安定や不眠をともなう頭痛

有効な食材：気の巡りを良くする食材　キャベツ・ニラ・ねぎ・たまねぎ・レモン・ミカン・梅・陳皮

③飲食の不摂生

暴飲暴食→胃腸系（脾）の障害→脾の機能が低下→体内に痰湿が生じる→頭痛

症状：胃もたれ・胃部不快感・だるさをともなう頭痛

有効な食材：過剰な痰湿を取り除く食材　さといも・梨・昆布・わかめ

発汗作用が高い食材（寒邪・湿邪を取り除く）　ねぎ・スイカ・ごぼう・ショウガ・葛・シナモン

④「気」「血」「水」いずれかの不足（気虚・血虚・陰虚）

「気」「血」「水」の供給が阻害される→頭痛

症状：「気」の不足…疲労感・無気力感をともなう頭痛
「血」の不足…貧血症状をともなう頭痛
「水」の不足…ほてり・のどの渇きをともなう頭痛

有効な食材：気を補う食材　ねぎ・たまねぎ・かぼちゃ・ニンジン・じゃがいも・さつまいも・さといも・山芋・シイタケ・まいたけ・リンゴ・パイナップル・あじ・イワシ・かつお・鯖・さんま・鮭・鱈・鯛・うなぎ・ホタテ・タコ・イカ・牛肉・豚肉・鶏肉・羊肉・卵・米・小麦・ショウガ・ナツメ・薬用人参

血を補う食材　ほうれん草・小松菜・青梗菜・たまねぎ・ニンジン・イチゴ・ブドウ・サクランボ・桃・ライチ・梅・あじ・イワシ・かつお・鯖・さんま・鮭・鱈・鯛・うなぎ・あさり・しじみ・牡蠣・ひじき・豚肉・鶏肉・羊肉・卵・ナツメ・当帰・クコの実・ごま

水を補う食材　白菜・ほうれん草・小松菜・豆苗・大根・きゅうり・トマト・レンコン・さといも・パイナップル・スイカ・レモン・梨・ひじき・豚肉・牛乳・チーズ・ごま（白）

⑤外部の外傷（打撲（だぼく）など）

外傷→脳内に瘀血が生じる→頭痛

症状：刺すような痛みをともなった頭痛

有効な食材：**瘀血を改善する食材**　青梗菜・ニラ・ねぎ・たまねぎ・ナス・サクランボ・桃・あじ・イワシ・さんま・わかめ・ひじき・紅花

改善方法

鎮痛剤は、頭痛を一時的に改善する方法でしかないため、体質改善や生活養生など根本治療が求められます。また、ストレスが原因の場合、メンタルカウンセリングなどで改善するケースもあります。不眠や運動不足、暴飲暴食などを気をつけて、脳への栄養供給を改善するように心がけましょう。

痛み系

神経痛・関節痛

✣メカニズム

東洋医学では、体の痛みを総称して痺証(ひしょう)といいます。痺(ひ)には、詰まって流れないという意味があり、「気」や「血」の流れが詰まることで痛みが生じます。

✣原因

①湿邪

湿邪→「気」と「血」が巡らなくなる→神経痛・関節痛

症状：むくみ、患部の重だるい痛み、全身のだるさ

有効な食材：**湿邪を取り除く食材** 白菜・ねぎ・もやし・ナス・ごぼう・あじ・鯖・わかめ・昆布・トウモロコシ・玄米

②寒邪

寒邪→「気」と「血」が巡らなくなる→神経痛・関節痛

症状：冷えをともなう患部の痛み

有効な食材：**寒邪を取り除く食材** ねぎ・たまねぎ・サクランボ・鶏肉・羊肉・ショウガ・シナモン・にんにく

キチンが豊富な食材 エビ・カニ

改善方法

環境や気候によって痛みが増すため、痛む要素や原因を特定し、それらを取り除く生活養生（発汗や温熱療法、リハビリ、適度な運動など）を継続することで改善が期待できます。

痛み系

肩こり・首こり

✣メカニズム

東洋医学では、「気」や「血」が巡らなくなって起こると考えられています。特に「血」の要素が大きいとされています。「気」「血」が巡らなくなる原因は、①冷え、②ストレス、③瘀血(おけつ)の3つが考えられます。

体が冷えると血行不良になり、急に肩こりや首こりがひどくなりますが、患部を温めると緩和します。

ストレスによって自律神経がうまく機能しないと、肩の筋肉に「気」が巡らなくなる（気滞）ため、現代社会ではストレス性の肩こりや首こりも多くなっています。

瘀血とは、血液の状態が悪く、汚れることで血の流れが滞ることです。血流が悪いため、肩こりになります。

✣原因

①冷え（寒邪）

体が冷える→「気」と「血」が巡らなくなる→肩こり・首こり

症状：体の冷えをともなう肩こりや首こり

有効な食材：寒邪を取り除く食材　ねぎ･たまねぎ･サクランボ･鶏肉・羊肉・ショウガ・シナモン・にんにく

②ストレス

ストレス→「気」と「血」が巡らなくなる→肩こり・首こり

症状：イライラや気分の落ち込みをともなう肩こりや首こり

有効な食材：**気の巡りを良くする食材**　キャベツ・ニラ・ねぎ・たまねぎ・レモン・ミカン・梅・陳皮

③生活習慣の乱れ（瘀血）

生活習慣が乱れる→瘀血状態→「血」が巡らなくなる→肩こり・首こり

症状：刺すような痛みをともなう肩こりや首こり

有効な食材：**瘀血を改善する食材**　青梗菜・ニラ・ねぎ・たまねぎ・ナス・サクランボ・桃・あじ・イワシ・さんま・わかめ・ひじき・紅花

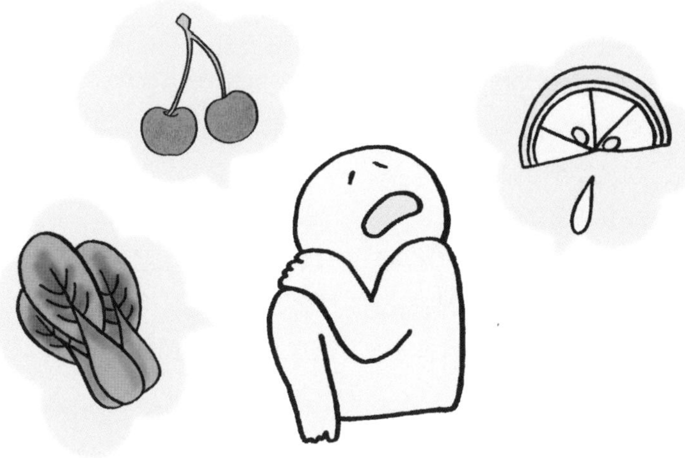

改善方法

冷えやストレス、食生活の乱れや運動不足などの生活習慣などは、血行を悪くする瘀血に繋がるきっかけになります。まずは生活習慣から見直す必要があります。瘀血は肩こりや首こりだけでなく、さまざまな成人病、慢性疾患の原因にもなるので注意が必要です。

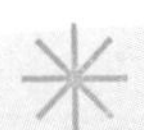

痛み系

腰痛

✣メカニズム

人間は二足歩行のため、上半身の体重が垂直方向に腰にかかります。そのため、腰への負荷が大きく、腰痛が起こりやすくなります。

原因を大きく分けると、骨や関節、筋肉という体の基盤に問題があるものと内臓疾患からくるものがあります。

ぎっくり腰や椎間板(ついかんばん)ヘルニア、脊椎(せきつい)すべり症、脊椎分離症(せきついぶんりしょう)、骨粗鬆症などは、加齢（腎虚）、運動不足による筋力の低下、姿勢の悪さなどが原因です。

一方、内臓疾患が原因の場合は、がんなど重篤な疾患が隠れていることもあります。

東洋医学的には、腰周辺の経絡（筋肉や関節、骨などへ「気」「血」「水」が流れる道）に「気」や「血」などが流れなくなるために起こると考えます。経絡の流れを乱す主な原因は、加齢（腎虚）や冷え、湿気（特に梅雨時期）などがあります。

✣原因

①加齢や過度な性生活（腎虚）

加齢・過度な性生活→腎の機能が低下→腰痛

症状：脱力感をともなう腰痛、下肢のだるさ、排尿トラブル

有効な食材： **腎の働きを元気にする食材** キャベツ・ブロッコリー・ごぼう・さつまいも・ブドウ・栗・あじ・鮭・エビ・ひじき・昆布・トウモロコシ・ごま・黒豆

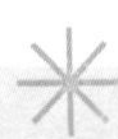

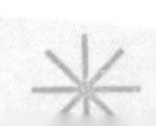

②冷え（寒邪）

冷え→「気」と「血」が巡らなくなる→腰痛

症状：体の冷えをともなう腰痛

有効な食材：**寒邪を取り除く食材** ねぎ・たまねぎ・サクランボ・鶏肉・羊肉・ショウガ・シナモン・にんにく

③湿気

湿気→「水」が停滞するとともに「気」と「血」が巡らなくなる→腰痛

症状：むくみ・重だるさをともなう腰痛、全身のだるさ

有効な食材：**湿邪を取り除く食材** 白菜・ねぎ・もやし・ナス・ごぼう・大豆・あじ・鯖・わかめ・昆布・トウモロコシ・玄米

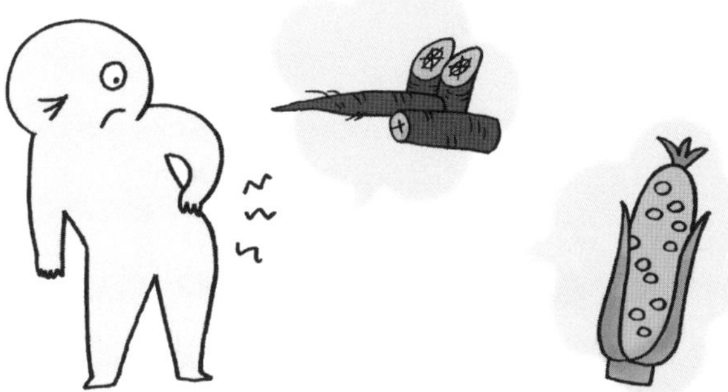

改善方法

加齢により腎が弱って腰痛が起きる場合は、腎の働きを改善する食材や漢方薬を用います。腎は腰と関係が深く、腎虚になると腰痛が起こりやすくなり、腰が曲がる原因にもなるので、日頃から注意しましょう。

生活習慣による腰痛は、姿勢の改善や運動不足の解消などを継続的に行うことで改善が期待できます。

疲れ系

慢性疲労・だるさ

✣メカニズム

東洋医学では「疲れは万病のもと」と考えられており、疲れやだるさを治療することが重要視され、漢方薬も多種存在します。

原因は、先天的な虚弱体質や病気による衰弱、過労（肉体、頭脳労働）、外的環境などがあります。

✣原因

①虚弱体質や病気による衰弱

虚弱体質・病気による衰弱→内臓の働きの低下→「気」の不足→体を活発に動かせない→疲労感・だるさ

※出血をともなう衰弱の場合は、貧血も原因となります。

症状：慢性疲労、だるさ、無気力、食欲不振

有効な食材：**気を補う食材** ねぎ・たまねぎ・かぼちゃ・ニンジン・じゃがいも・さつまいも・さといも・山芋・シイタケ・まいたけ・リンゴ・パイナップル・あじ・イワシ・かつお・鯖・さんま・鮭・鱈・鯛・うなぎ・ホタテ・タコ・イカ・牛肉・豚肉・鶏肉・羊肉・卵・米・小麦・ショウガ・ナツメ・薬用人参

血を補う食材 ほうれん草・小松菜・青梗菜・たまねぎ・ニンジン・イチゴ・ブドウ・サクランボ・桃・ライチ・梅・あじ・イワシ・かつお・鯖・さんま・鮭・鱈・鯛・うなぎ・あさり・しじみ・牡蠣・ひじき・豚肉・鶏肉・羊肉・卵・ナツメ・当帰・クコの実・ごま

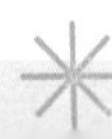

②過労

過労→「気」の消耗→「気」が不足→疲労感・だるさ

症状：疲労感、だるさ、不眠

有効な食材：**気を補う食材** ねぎ・たまねぎ・かぼちゃ・ニンジン・じゃがいも・さつまいも・さといも・山芋・シイタケ・まいたけ・リンゴ・パイナップル・あじ・イワシ・かつお・鯖・さんま・鮭・鱈・鯛・うなぎ・ホタテ・タコ・イカ・牛肉・豚肉・鶏肉・羊肉・卵・米・小麦・ショウガ・ナツメ・薬用人参

クエン酸が豊富な食材 梨

効率的にエネルギー補給できる食材 バナナ

③外的環境要因（湿邪）

体内の水分代謝（体液の循環）が悪化→体内に過剰な水液が停滞（水湿）→疲労感・だるさ

症状：むくみをともなう疲労感やだるさ

有効な食材：**利水作用の高い食材** ニラ・ねぎ・もやし・ナス・ごぼう・スイカ・メロン・あじ・鯖・わかめ・ひじき・昆布・トウモロコシ

改善方法

①から③の要因によって不足した栄養やエネルギーを補う働きのある食事や漢方薬によって対処します。 しかし、 食事や漢方薬だけでは不十分なことも多く、 並行して生活習慣の改善を実践することが大切です。

その際には、 睡眠をしっかり取り、 食養生や運動療法などを組み合わせて疲れにくい体づくりを目指しましょう。

疲れ系

眼精疲労・視力の低下

✣メカニズム

現代社会は目を酷使する生活になっており、眼精疲労が起きやすい環境です。慢性化すると、目に痛みを感じたり、視界がかすんだり、さらに頭痛や嘔吐、肩こりなど、目以外にも不調が引き起こされます。

目の使いすぎはもちろん、肉体疲労や夜更かし、睡眠不足による体の疲れ、ストレスや緊張による精神的な疲れからも生じます。

肝の働きは目と直結するため、肝の働きが悪くなると眼精疲労が起こります。

✣原因

①肝機能の低下

肝の機能が低下→目に栄養が行きづらくなる→眼精疲労

症状：イライラや筋肉のこりや痛みをともなう眼精疲労

有効な食材：肝の働きを元気にする食材　ニラ・アスパラガス・豆苗・トマト・ブドウ・グレープフルーツ・あじ・鯛・鱈・ウナギ・しじみ・あさり・ホタテ・イカ・昆布・クコの実

②精神的ストレス

ストレス→肝の機能が低下→目に栄養が行きづらくなる→眼精疲労

症状：イライラ、肩こり、腹部の張りなどをともなう眼精疲労

有効な食材：肝の働きを元気にする食材　ニラ・アスパラガス・

豆苗・トマト・グレープフルーツ・あじ・鯛・鱈・うなぎ・しじみ・あさり・ホタテ・イカ・昆布・クコの実

気の巡りを良くする食材 キャベツ・ニラ・ねぎ・たまねぎ・レモン・ミカン・梅・陳皮

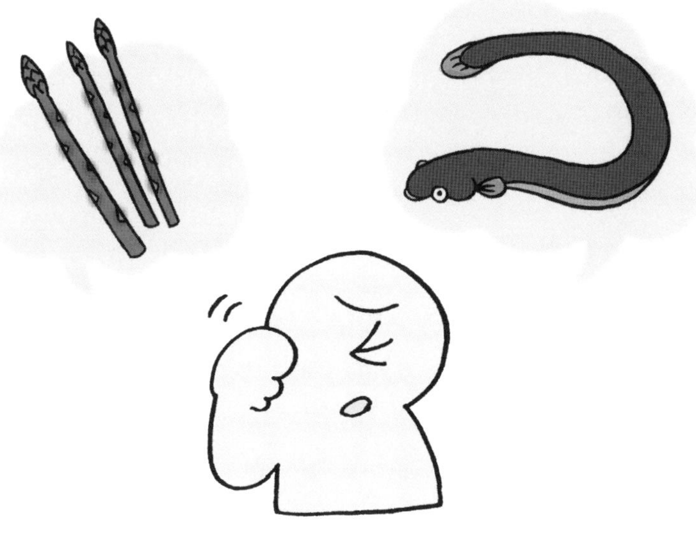

改善方法

眼精疲労の改善は、とにかく目を休めることにつきます。1時間、目を使ったら遠くを見たり、目をつむるなどして目を休めましょう。また、目を温めるのもよいでしょう。

目と関係の深い肝は、ストレスから影響を受けるため、精神的ストレスが強い場合は、ストレスの要因となるものから距離をおき、ストレスを発散することも大切です。

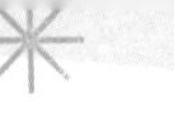

女性に多い不調

冷え性

✣メカニズム

東洋医学的には、冷え性は「陽気不足」と考えます。これは、全身を巡る熱エネルギーである陽気が不足、停滞することで、全身を温める働きが低下している状態を指し、実の冷えと虚の冷えに分けて考えます。

実の冷えとは、体内を流れる陽気が滞り、円滑に流れなくなることによって起こります。生活習慣の乱れ（運動不足や寝不足など）が大きな要因です。陽気はエネルギーでもあるため、陽気が体内に行き渡らなくなることで冷えが生まれます。また、血液循環が悪くなることによって、陽気が滞り、冷えが起こることもあります。手や足、腰など体の一部分が強く冷えるというのが特徴です。

一方、虚の冷えは、加齢や虚弱体質、手術後の体力の消耗などにより陽気の生成そのものができないことで起こります。

✣原因

①生活習慣の乱れ（運動不足や寝不足など）

生活習慣の乱れ→瘀血状態→陽気の循環が悪化→冷え性

症状：局所的な冷え

有効な食材：瘀血を改善する食材　青梗菜・ニラ・ねぎ・たまねぎ・ナス・サクランボ・桃・あじ・イワシ・さんま・わかめ・ひじき・紅花

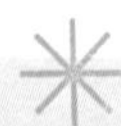

②加齢や虚弱体質、手術後の体力の消耗

加齢・体力の消耗→陽気をつくり出す力の低下→陽気が不足→冷え性

症状：疲労感の強い冷え、全身性の冷え

有効な食材：**陽気を補う食材** ニラ・エビ・羊肉・ショウガ・シナモン

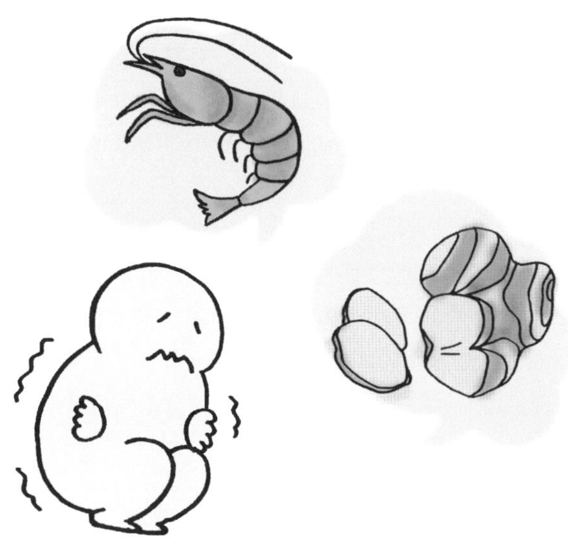

改善方法

自分の冷え性が、実の冷えか虚の冷えかの見極めが必要になります。

実の冷えの場合は、陽気の流れの滞りを起こす生活習慣などのケアが必要です。虚の冷えの場合は、陽気の不足を補う食養生が求められます。どちらにせよ慢性体質化しているケースが多いので、腰を据えたケアが大切です。

ほかにも、冷たいものを減らして温かいものや体を温める温性・熱性の食材も積極的に摂るようにしましょう。

女性に多い不調

むくみ

✣メカニズム

体内の水分代謝が低下したり、滞ったりすることで、水分が皮下や細胞組織の隙間に溜まってしまう状態のことを指します。局所的なむくみから全身性のむくみまでいろいろなタイプがあり、原因によって発症の仕方もさまざまです。

東洋医学的では、肺、脾、腎の機能が低下することが原因と考えます。肺には体内の水分を全身に巡らせ、皮膚から汗として排出する機能があります。また、脾は飲食物から水分を吸収し肺に運んでいく機能を担い、腎は肺の働きをサポートして不要な水分を尿として排出するため、これらの機能が低下してもむくみは生じます。

✣原因

①肺の不調

肺の機能が低下→全身への水分代謝に不具合が生じる→むくみ

症状：呼吸器の不調（気管支炎や喘息、咳、痰の増加など）をともなうむくみ

有効な食材：肺の働きを元気にする食材　白菜･ねぎ･たまねぎ･大根・レンコン・山芋・シソ・百合根・梨・柚子・ショウガ

②脾の不調

脾の機能が低下→肺へ体内の「水」を運ぶことに支障が生じる→むくみ

症状：食欲不振・嘔吐・胃もたれをともなうむくみ

有効な食材：**脾の働きを元気にする食材**　キャベツ・アスパラガス・ねぎ・たまねぎ・豆苗・枝豆・かぼちゃ・ナス・トマト・ニンジン・じゃがいも・さつまいも・たけのこ・まいたけ・大豆・長芋・リンゴ・サクランボ・レモン・ミカン・イワシ・かつお・鯖・さんま・鮭・ホタテ・エビ・牛肉・鶏肉・羊肉・米・ショウガ・ナツメ・葛・薬用人参

③腎の不調

腎の機能が低下→肺の水分代謝を支える働きや尿排泄の能力が低下→むくみ

症状：下肢のだるさや腰痛をともなうむくみ

有効な食材：**腎の働きを元気にする食材**　キャベツ・ブロッコリー・さつまいも・ごぼう・ブドウ・栗・あじ・鮭・エビ・昆布・ひじき・トウモロコシ・ごま・黒豆

利尿作用が高い食材　白菜・もやし・きゅうり・ナス・大根・たけのこ・梨・キウイフルーツ・ひじき・はるさめ

利水作用が高い食材　ナス・パイナップル・ブドウ・サクランボ・スイカ・メロン・ひじき・とうもろこし・ショウガ

改善方法

一般的に、むくみの解消を利尿薬で行いますが、これは短期的には有効ではあるものの根本的な改善には至りません。また、過度の利尿は腎の機能の疲弊を招くこともあります。原因を見定め、低下している五臓の働きを食養生で根本から改善することが有効です。

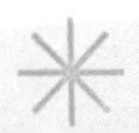

女性に多い不調

生理痛

✣メカニズム

一言に生理痛といっても下腹部の痛み以外にもイライラ、気分の落ち込み、吐き気、お腹の膨満感、下痢など、さまざまな不調（PMS）をともなうことが多いため、対症療法の鎮痛剤では十分に改善されないケースが多いです。そもそも鎮痛剤では根本治療にならないため、毎月苦しむことになります。

東洋医学では、生理痛を「気」や「血」というエネルギーや栄養物質の不足・停滞で起こると考えています。生理の働きは、子宮に「気」や「血」が十分に行き渡ってこそ正常に機能します。そのため、子宮内への「気」と「血」の供給がうまくいかなくなると痛みが生じるのです。

✣原因

①血液循環が悪い（瘀血）

「血」が巡らなくなる→瘀血状態→子宮への「気」と「血」の供給が停滞→生理痛

症状：刺すような痛み、経血に黒いペースト状の塊がたくさん混じる

有効な食材：瘀血を改善する食材　青梗菜・ニラ・ねぎ・たまねぎ・ナス・サクランボ・桃・あじ・イワシ・さんま・わかめ・ひじき・紅花

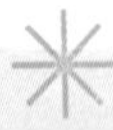

②「気」と「血」の不足

「気」と「血」の不足→子宮への「気」と「血」の供給が停滞→生理痛

症状：倦怠感や脱力感をともなう重い生理痛

有効な食材：**気を補う食材** ねぎ・たまねぎ・かぼちゃ・ニンジン・じゃがいも・さつまいも・さといも・山芋・シイタケ・まいたけ・リンゴ・パイナップル・あじ・イワシ・かつお・鯖・さんま・鮭・鱈・鯛・うなぎ・ホタテ・タコ・イカ・牛肉・豚肉・鶏肉・羊肉・卵・米・小麦・ショウガ・ナツメ・薬用人参

血を補う食材 ほうれん草・小松菜・青梗菜・たまねぎ・ニンジン・イチゴ・ブドウ・サクランボ・桃・ライチ・梅・あじ・イワシ・かつお・鯖・さんま・鮭・鱈・鯛・うなぎ・あさり・しじみ・牡蠣・ひじき・豚肉・鶏肉・羊肉・卵・ナツメ・当帰・クコの実・ごま

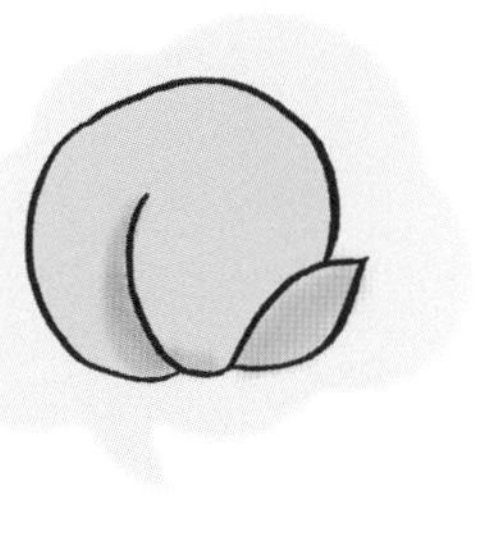
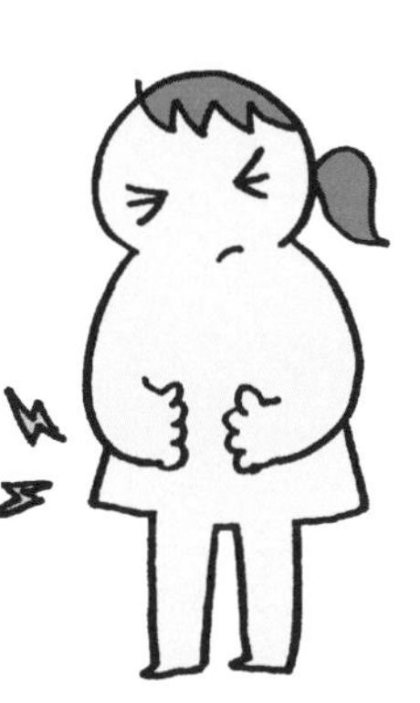
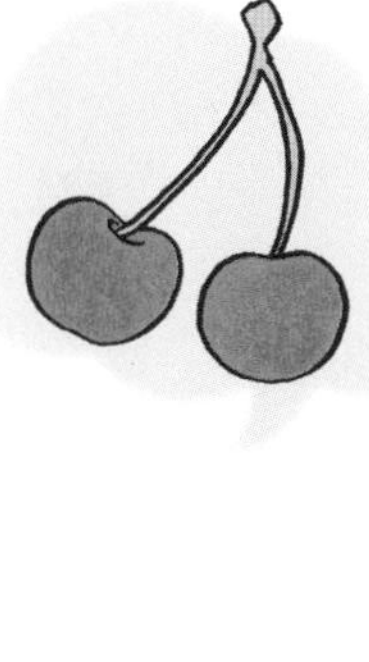

改善方法

食養生や運動不足の解消、質の良い睡眠習慣を身につけることで、痛みを含む生理中の不調は改善されます。

生理不順

メカニズム

もともと女性の生理は28日周期を中心とし、周期の前後7日以内に収まるのが正常とされています。このリズムが狂い、その状態が3クール以上続いた場合を“生理不順”と言います。

西洋医学では、ホルモンの不調やストレス、疲労などが主な原因として挙げられています。

一方、東洋医学では、2つの原因があると考えています。

1つめは、ストレスなどの精神負荷により、「気」の巡りをコントロールしている肝の働きが低下することで起こる肝鬱気滞（かんうつきたい）です。

もう1つは、ホルモンなど内分泌系のコントロールを行う腎の不調（腎虚）です。

原因

①肝の機能の不調（肝鬱気滞）

肝の機能が低下→生理を起こすための「気」と「血」の不足・停滞→生理不順

症状：周期が乱れる、周期が安定しない

有効な食材：**肝の働きを元気にする食材**　ニラ・アスパラガス・豆苗・トマト・ブドウ・グレープフルーツ・あじ・鯛・鱈・ウナギ・しじみ・あさり・ホタテ・イカ・昆布・クコの実

瘀血を改善する食材　青梗菜・ニラ・ねぎ・たまねぎ・桃・アジ・イワシ・わかめ・ひじき・紅花

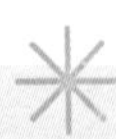

②腎虚

腎の働きが低下→ホルモンバランスが崩れる→生理不順

症状：周期が遅れる・無月経

注）生理の間隔が 35 日以上空く月が続く場合を指す

有効な食材： **腎の働きを元気にする食材** キャベツ・ブロッコリー・ごぼう・さつまいも・ブドウ・栗・あじ・鮭・エビ・ひじき・昆布・トウモロコシ・ごま・黒豆

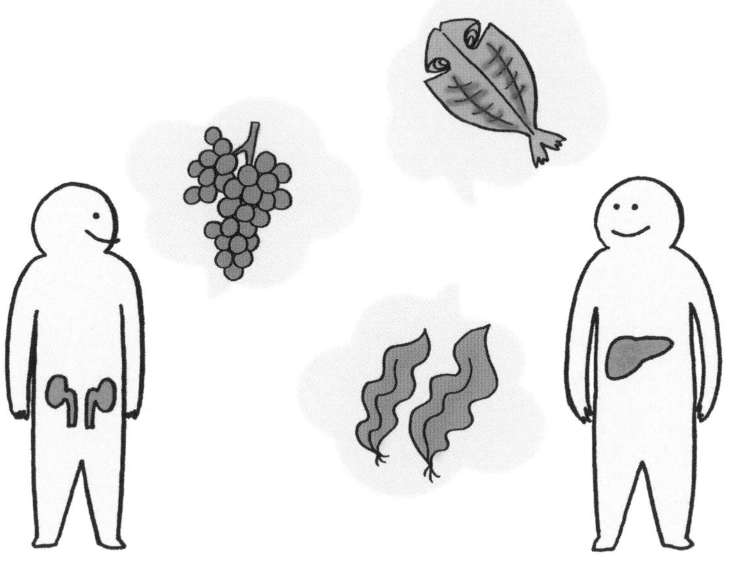

改善方法

生理不順は突発的なストレスでも起こりますし、 加齢により継続的に起こることもあります。 強い疲労やストレスで急に生理が不順になったときには、 体からの警告と認識して心身のケアを怠らないようにしましょう。

女性に多い不調

更年期

✣メカニズム

女性の更年期（性成熟期から老年期へ移行する期間）に起こるさまざまな体調不良の総称を表します。主な症状に、肩こりや不眠、頭痛、腰痛、イライラ、精神不安などがあります。症状の強弱はありますが、基本的には誰でも経験するものです。また、女性だけでなく、男性更年期も存在します。

女性の場合、性成熟期から更年期になるにつれて卵巣機能が低下し、性ホルモンの分泌は次第に減少します。内分泌機能の低下にともない、内臓機能の低下や自律神経の不調が起こることで、さまざまな不調（不定愁訴（ふていしゅうそ））が起こりやすくなるのです。

東洋医学では、こうした卵巣機能や性ホルモンの代謝は腎の働きによるものと考えます。腎は人の成長や発育に欠かせない臓器で、きわめて幅広い活動をしています。

✣原因

①腎虚

腎の機能が低下→卵巣機能が低下→性ホルモン分泌機能が低下→更年期症状

症状：生理不順、腰の重だるさ、腰痛、疲労倦怠感、皮膚の乾燥、下肢のむくみ、イライラ、精神不安、不眠、肩こりなど

有効な食材： **腎の働きを元気にする食材** キャベツ・ブロッコリー・ごぼう・さつまいも・ブドウ・栗・あじ・鮭・エビ・ひじき・昆布・トウモロコシ・ごま・黒豆

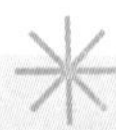

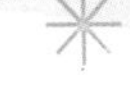

②肝の機能低下（肝鬱気滞）

肝の機能が低下→「気」と「血」の不足・停滞→更年期症状

症状：イライラ、気持ちの落ち込み、ホットフラッシュなど

有効な食材：**肝の働きを元気にする食材**　ニラ・アスパラガス・豆苗・トマト・ブドウ・グレープフルーツ・あじ・鯛・鱈・ウナギう・しじみ・あさり・ホタテ・昆布・イカ・クコの実

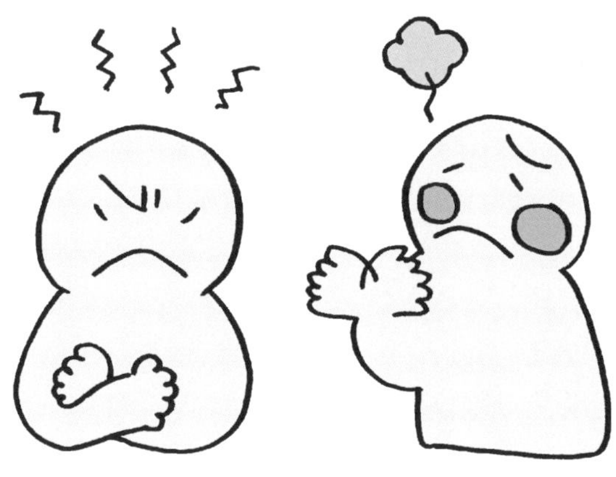

改善方法

腎虚が更年期の最大の原因と考えるため、腎の働きを元気にする食材や漢方薬を用いて改善することができます。

イライラがあるときは、アロマを焚いたり、ハーブティーを飲んだり、自分の好きなことや読書をするなど自分なりのリラックス方法を取り入れるとよいでしょう。

貧血

✣メカニズム

西洋医学的には、血液成分の不足を“貧血”と呼びますが、東洋医学的では、「血」の絶対量が不足していたり、「血」の生成能力の低下を指して“血虚”と呼びます。

先天的なこともあり、「血」を生成する部位である脾の虚弱や貯蔵する部位である肝の不調や「血」を生成する重要な成分でもある「精」の不足（腎虚）でも起こります。

✣原因

①脾の働きが低下

脾の働きが低下→飲食物から栄養をつくりだせない→「気」と「血」の不足→貧血

症状：疲れやすい、食欲不振

効果のある食材：**脾の働きを元気にする食材** キャベツ・アスパラガス・ねぎ・たまねぎ・豆苗・枝豆・かぼちゃ・ナス・トマト・ニンジン・じゃがいも・さつまいも・たけのこ・まいたけ・大豆・長芋・リンゴ・サクランボ・レモン・ミカン・イワシ・かつお・鯖・さんま・鮭・ホタテ・エビ・牛肉・鶏肉・羊肉・米・ショウガ・ナツメ・葛・薬用人参

②ストレスによる肝機能の低下

ストレス→肝の働きが低下→「血」を貯蔵できにくくなる→貧血

症状：イライラ、肩こり、筋肉痛、目の不調など効果のある食材：**肝の働きを元気にする食材**　ニラ・アスパラガス・豆苗・トマト・ブドウ・グレープフルーツ・アジ・鯛・鱈・ウナギ・しじみ・あさり・ホタテ・イカ・昆布・クコの実

血を補う食材　ほうれん草・青梗菜・たまねぎ・ニンジン・ブドウ・サクランボ・梅・あじ・イワシ・かつお・鯖・さんま・鮭・鱈・鯛・うなぎ・あさり・しじみ・ひじき・鶏肉・羊肉・卵・小麦・クコの実

③腎の機能が低下（腎虚）

腎の機能が低下→「精」の不足→「血」の不足（血虚）→貧血

症状：脱毛、下肢のだるさ、腰痛など

効果のある食材：**腎の働きを元気にする食材**　キャベツ・ブロッコリー・ごぼう・さつまいも・ブドウ・栗・あじ・鮭・エビ・ひじき・昆布・トウモロコシ・ごま・黒豆

肝を元気にする!

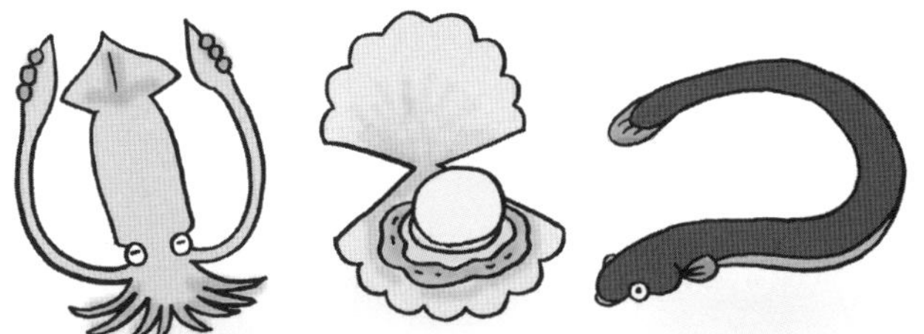

改善方法

脾、肝、腎のいずれかに原因があることが多いので、症状から自分の原因の部位を見極めて、改善しましょう。あわせて「血」を補うために、「血」を補う食材を積極的に摂ると良いでしょう。血液状態はすぐに改善することはないので、数ヶ月単位で時間をかけてじっくり改善していくことが必要です。

男性に多い不調

精力減退

✣メカニズム

老化現象としての精力減退は、加齢とともに誰にでも訪れるものです。東洋医学では、性機能が減退している場合を腎虚ととらえます。主な原因は、加齢ですが、性交渉のしすぎなどでも腎虚になります。

腎の働きには、腎臓や副腎、膀胱、生殖器が含まれています。そのため、腎の働きが低下すると、副腎から分泌される性ホルモン障害が生じ、性機能は減退します。

また、過労やストレスでも精力減退は起こります。性的なショックやコンプレックス、早漏や不具、短小を心配して性交不能になるようなケースについては性的神経衰弱によるものでも起こります。

✣原因

①加齢（腎虚）

加齢→腎の機能が低下（腎虚）→精力が低下

症状：腰や下肢のだるさ、疲労感をともなう精力減退

有効な食材：**腎の働きを元気にする食材** キャベツ・ブロッコリー・ごぼう・さつまいも・ブドウ・栗・あじ・鮭・エビ・ひじき・昆布・トウモロコシ・ごま・黒豆

亜鉛が豊富な食材 たこ・牛肉・まいたけ

②過労・ストレス

過労・ストレス→「気」が不足し、停滞する→精力（性的欲求）

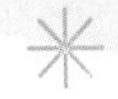

が低下

症状：性的欲求の減退、インポテンツ

有効な食材：**気を補う食材**　ねぎ・たまねぎ・かぼちゃ・ニンジン・じゃがいも・さつまいも・さといも・山芋・シイタケ・まいたけ・リンゴ・パイナップル・あじ・イワシ・かつお・鯖・さんま・鮭・鱈・鯛・うなぎ・ホタテ・タコ・イカ・牛肉・豚肉・鶏肉・羊肉・卵・米・小麦・ショウガ・ナツメ・薬用人参

気の巡りを良くする食材　キャベツ・ニラ・ねぎ・たまねぎ・レモン・ミカン・梅・陳皮

体に精をつける

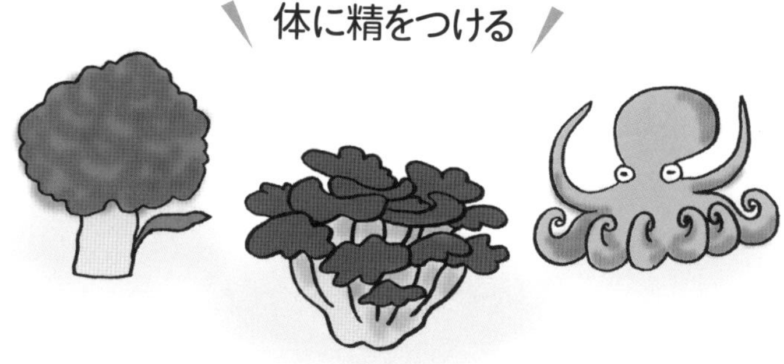

改善方法

対症療法として、 西洋医学ではホルモン剤などを用いており、かなり効果がありますが、 根本治療ではなく一時的なものです。

加齢による精力減退は、 動物として自然のなりゆきですが、若くして精力減退に悩まれる場合は、 疲労や病気など消耗性の原因、 精神的な原因のものが少なくありません。 精力減退や ED には、 原因治療が前提となり、 食養生や漢方治療、 カウンセリングも効果があります。

亜鉛には、 精力減退を改善する効果があるので、 タコや牛肉など、 亜鉛が豊富な食材も一緒に摂るとより良いです。

男性に多い不調

抜け毛

✣メカニズム

老化現象としての抜け毛は、誰にでも起こりうるものです。しかし、それ以外にも、皮膚の疾患、ホルモンバランスの変化、アレルギー、薬の副作用、紫外線の影響、ストレスなどが原因で髪が抜けたり、薄くなったりすることもあります。

原因が思いあたらない場合は、体かメンタルの健康状態が悪化している可能性があります。

東洋医学では、髪の毛のことを“血余（けつよ）”と呼びます。「血」は体内にかかせない要素であり、「血」によって滋養される髪の質には、その人の健康状態が大きく反映されます。

体内の「血」が不足・停滞した場合、体は最も重要な内臓を優先的に守るべく、「血」を内臓に回すので、髪の毛に供給される「血」が減ります。その結果、髪の毛が抜けたり、薄くなったり、細くなったりするのです。

✣原因

①加齢（腎虚）

加齢→腎の機能が低下→抜け毛

症状：老化現象（難聴や尿トラブル）をともなう壮年性の脱毛

有効な食材： **腎の働きを元気にする食材** キャベツ・ブロッコリー・ごぼう・さつまいも・ブドウ・栗・あじ・鮭・エビ・ひじき・昆布・トウモロコシ・ごま・黒豆

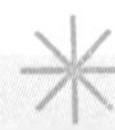

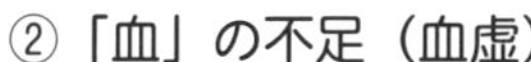

②「血」の不足（血虚）

「血」が不足する→「血」が供給できなくなる→抜け毛

症状：貧血症状をともなう脱毛・爪が割れやすくなる

有効な食材：**血を補う食材** ほうれん草・小松菜・青梗菜・たまねぎ・ニンジン・イチゴ・ブドウ・サクランボ・桃・ライチ・梅・あじ・イワシ・かつお・鯖・さんま・鮭・鱈・鯛・うなぎ・あさり・しじみ・牡蠣・ひじき・豚肉・鶏肉・羊肉・卵・ナツメ・当帰・クコの実・ごま

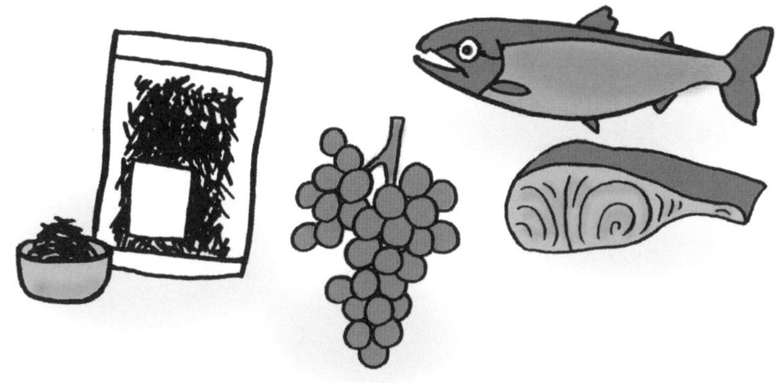

改善方法

抜け毛や薄毛は体内の健康状態が悪化し、「血」の供給がうまくできていないことを警告するバロメーターです。原因が加齢ではなく血虚の場合は、「血」の不足や停滞を改善するために、「血」を補う食材を摂るよる食養生を心がけるとともに、生活習慣（睡眠やストレスなど）を見直すことが大切です。

生活習慣病

高血圧・動脈硬化

メカニズム

血圧が慢性的に高い疾病のことです。頭痛やめまい、肩こりなどの症状をともなうほか、動脈硬化や心筋梗塞など、危険な生活習慣病の原因にもなります。無症状で進行することも多いので注意が必要です。

西洋医学では、主に薬で症状のコントロールを行い対処します。心臓や血管に直接作用して、血圧の数値を素早くコントロールできますが、根本治療にはなりません。

東洋医学では、高血圧はストレス（肝の不調）や加齢（腎の不調）によって血管や血液の汚れ（瘀血）が起こるものと考えられています。

原因

①ストレス性の瘀血

ストレス→「気」が巡らなくなる→「気」を循環させる「血」の流れが停滞→瘀血状態→血圧の上昇

症状：イライラをともなう高血圧症

有効な食材：気の巡りを良くする食材　キャベツ・ニラ・ねぎ・たまねぎ・レモン・ミカン・梅・陳皮

瘀血を改善する食材　青梗菜・ニラ・ねぎ・たまねぎ・ナス・サクランボ・桃・あじ・イワシ・さんま・わかめ・ひじき・紅花

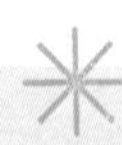

②生活習慣の乱れ（瘀血）

生活習慣が乱れる→瘀血状態→血圧の上昇

症状：肥満やほかの生活習慣病をともなう高血圧症

有効な食材： **瘀血を改善する食材** 青梗菜・ニラ・ねぎ・たまねぎ・ナス・サクランボ・桃・あじ・イワシ・さんま・わかめ・ひじき・紅花

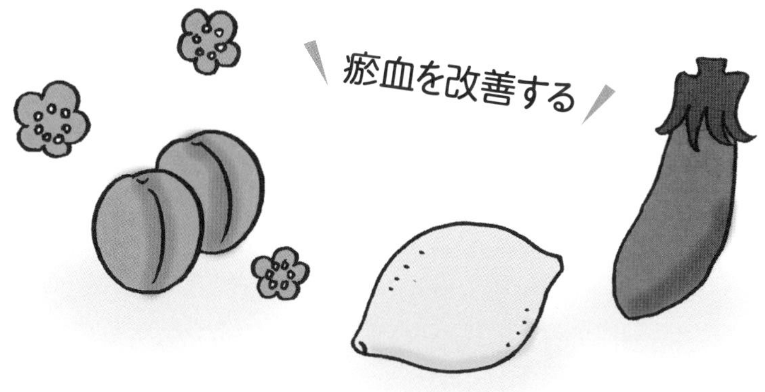

改善方法

遺伝的、 先天的なケースもありますが、 多くの高血圧は運動不足やストレス、 睡眠不足などの生活習慣で起こるものです。血圧をコントロールするだけでなく、 医師や漢方の専門家に相談するなどして原因を追求し、 それらをケアすることで体全体のバランスを整える必要があります。

高コレステロール血症（脂質異常症）

✣メカニズム

血液中に溶けている脂質の量が異常に増えている状態を指します。成人病の１つであり、食べすぎなどによる過剰な脂質の摂取や運動不足などによって、血液中の脂質が多くなると、余分な脂質が血管の内壁に取り込まれ、動脈硬化を起こす原因となります。

西洋医学では、コレストロール値をコントロールする薬を使いますが、東洋医学では、痰湿（たんしつ）や瘀血が大きな原因と考えます。

痰湿は、過剰な水分（トロトロのスープなど液状の脂質も含む）が長期にわたって体内に溜まることで、血漿（けっしょう）（血液に含まれる液体成分の１つ）中のコレステロールや中性脂肪が高くなります。

瘀血では、血液の質が悪くなり、血管の内壁にドロドロした血脂が沈着し、血液循環が低下することで流れが滞り、血管が詰まって動脈硬化が進み、高脂血症が生じてしまうのです。

✣原因

①暴飲暴食や生活習慣の乱れ（痰湿）

暴飲暴食・生活習慣の乱れ→痰湿が体内に生じ、停滞→液状の脂質が血管内に生じ、溜まる→瘀血状態→脂質異常症

症状：体のだるさや吐き気・食欲不振などをともなう脂質異常症

有効な食材：**過剰な痰湿を取り除く食材**　さといも･梨･わかめ･昆布

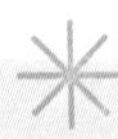

②生活習慣の乱れ（瘀血）

生活習慣の乱れ→瘀血状態→コレステロール（脂質）異常による動脈硬化が進む→脂質異常症

症状：血圧や血糖の上昇、手足のしびれや痛み・胸痛などをともなう脂質異常症

有効な食材：**瘀血を改善する食材** 青梗菜・ニラ・ねぎ・たまねぎ・ナス・サクランボ・桃・あじ・イワシ・さんま・わかめ・ひじき・紅花

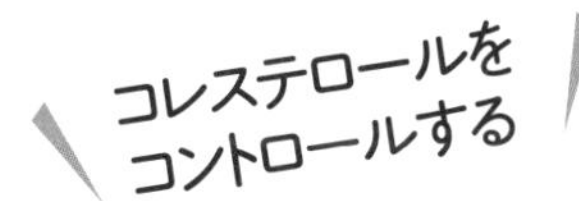

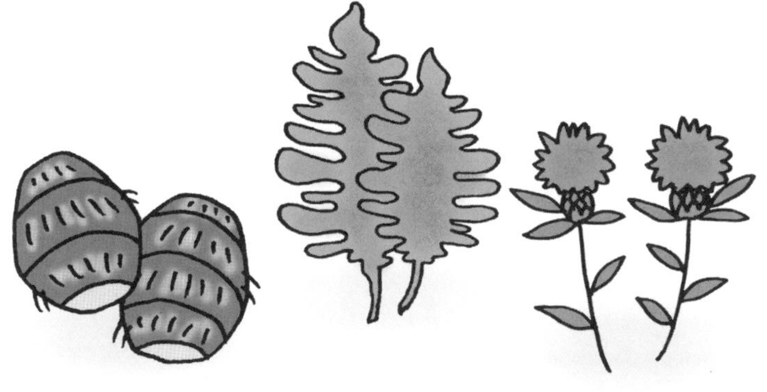

改善方法

高コレステロール血症（脂質異常症）は、生活習慣と関連性が高い疾患です。これの原因となる痰湿や瘀血も生活習慣の乱れ（運動不足や暴飲暴食、夜更かしなど）によって生まれます。まずは生活習慣を見直すことからはじめましょう。

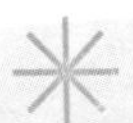

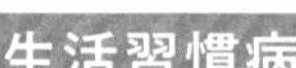

生活習慣病

がん（予防）

✣メカニズム

正常な細胞が、さまざまな理由（薬物・大気汚染・添加物・ストレス・加齢など）によりがん細胞に変異したものです。体中の臓器や骨などに発生し、不死の細胞として増殖します。しかし、その原因は、解明されていません。

東洋医学では、岩のように硬い腫瘍という意味から、「疒に岩をあらわす嵒と書いて“がん”」と読んでいます。「血」「水」の流れの滞りが、塊（腫瘍）を生むという考えもあり、ここでは瘀血と痰湿が原因である場合のメカニズムと対処法をご紹介します。

✣原因

①生活習慣の乱れ（瘀血）

生活習慣の乱れ（運動不足など）→血液循環が停滞→瘀血状態→がんができやすくなる

有効な食材：**瘀血を改善する食材** 青梗菜・ニラ・ねぎ・たまねぎ・ナス・サクランボ・桃・あじ・イワシ・さんま・わかめ・ひじき・紅花

②痰湿

水分代謝が低下→体内の「水」の停滞が長期化→痰湿状態→瘀血状態→がんができやすくなる

有効な食材：**過剰な痰湿を取り除く食材** さといも·梨·わかめ·昆布

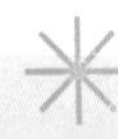

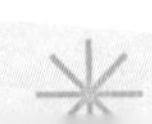

抗酸化作用が高い食材　ほうれん草・ブロッコリー・かぼちゃ・ニンジン・キウイフルーツ・リンゴ・イチゴ・ミカン・ごま・納豆

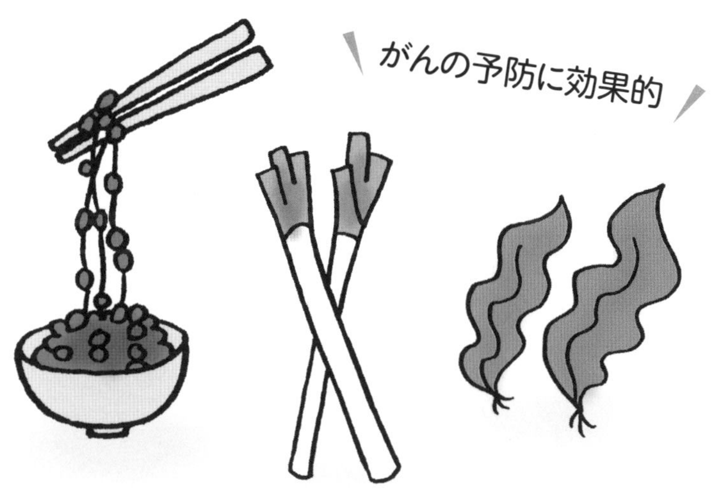

改善方法

　科学的な治療は進められていますが、がん細胞の増殖を抑制する、あるいはがん細胞を攻撃し、死滅させるか外科的な切除、もしくは正常な細胞に力を与えることが治療法となります。

　ピックアップした食材はがんの予防や抑制に効果があるとされます。治療と合わせて生活習慣の改善とともに積極的に食べるとよいでしょう（ただし、過食は禁物です）。

アレルギー系

花粉症（鼻炎）

✣メカニズム

鼻腔粘膜に花粉やダニ、カビ、ほこりなど、特定の物質に対してアレルギー反応を起こし、くしゃみや鼻水、鼻詰まりなどに加え、目のかゆみや充血といった症状があらわれます。

これは外部からの異物が体内に侵入した際、体を防御する抗原抗体反応が過敏になり、体には害のないはずの物質にも反応してしまうことで起こります。

アレルギー性の鼻炎に悩む人は年々増加しており、花粉などによる季節性のアレルギーだけでなく、ダニやカビ、ほこりなど、通年性の鼻炎も増えています。

東洋医学では、「気」「血」「水」の不足やバランスの乱れ、外部刺激に対する防御力の弱さが原因と考えます。これらは体内に水分を循環させる働きや外部からの防御能力も司っている肺が原因です。

また、体内に過剰な水分があることも大きな原因となります。暴飲暴食や過労、ストレスにより、胃腸の機能が低下し、水分の消化吸収が妨げられると、代謝が悪くなり鼻炎に繋がります。これは胃腸機能を司っている脾が原因です。

✣原因

①肺の不調

肺の機能が低下→水分代謝の悪化→鼻炎

症状：風邪などの感染症をともなう鼻炎

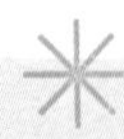

有効な食材：**肺の働きを元気にする食材**　白菜・ねぎ・たまねぎ・大根・レンコン・山芋・シソ・百合根・梨・柚子・ショウガ

②脾の不調

暴飲暴食や過労・ストレス→脾の機能が低下→胃腸の機能が低下→水分の消化吸収が妨げられる→水分代謝の悪化→鼻炎

症状：食欲不振や胃もたれ、疲労感をともなう鼻炎

有効な食材：**脾の働きを元気にする食材**　キャベツ・アスパラガス・ねぎ・たまねぎ・豆苗・枝豆・かぼちゃ・ナス・トマト・ニンジン・じゃがいも・さつまいも・たけのこ・まいたけ・大豆・長芋・リンゴ・サクランボ・レモン・ミカン・イワシ・かつお・鯖・さんま・鮭・ホタテ・エビ・牛肉・鶏肉・羊肉・米・ショウガ・ナツメ・葛・薬用人参

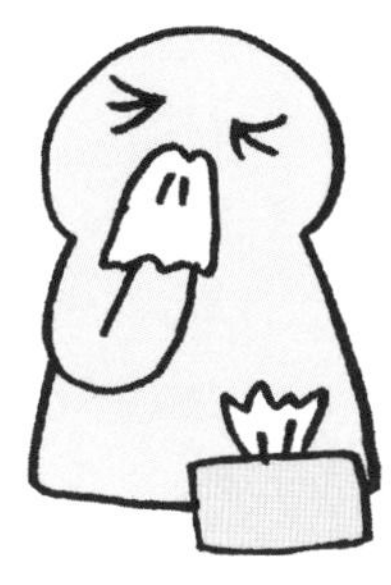

改善方法

慢性化している場合は、五臓（主に肺や脾）の不調が原因の可能性が高いので、五臓を元気にする継続的なケアが必要です。

また、生活習慣を見直すことで、アレルギー疾患は改善されやすくなります。疾患の原因となるアレルゲンを特定できたらアレルゲンを回避することも必要になります。たとえば、マスクやゴーグルを身につけて花粉が体内に入らないようにするのが有効です。

アレルギー系

アトピー性皮膚炎

✣メカニズム

我慢できないかゆみや全身に及ぶ皮疹が特徴で、外部からの刺激に対する皮膚機能や内臓の虚弱が原因として挙げられます。

遺伝性や先天的な場合、炎症のもととなるIgE抗体を生成しやすい体質などが原因です。

西洋医学的な治療では、炎症を抑えるため、ステロイド剤やアレルギー剤の内服・外用が一般的です。

東洋医学では、脾と肺に原因があると考えられています。脾は皮膚に供給する「気」と「血」をつくりだします。脾が弱いと皮膚へ利用する「気」と「血」が不足するため、アトピー性皮膚炎が起こると考えます。

また、肺は皮膚粘膜機能の生成に深く関与するため、肺の虚弱は外部から皮膚を守る防御機能を低下させ、皮膚にトラブルを起こすと考えます。

✣原因

①脾の不調

脾の機能が低下→飲食物から栄養をつくりだせない→「気」と「血」の不足→皮膚へ「気」と「血」の供給が停滞→皮膚に「気」と「血」が行きづらい→アトピー性皮膚炎

症状：食欲不振やだるさ、疲れ、痩身をともなうアトピー性皮膚炎

有効な食材：**脾の働きを元気にする食材**　キャベツ・アスパラガス・ねぎ・たまねぎ・豆苗・枝豆・かぼちゃ・ナス・トマト・

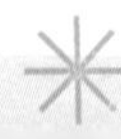

ニンジン・じゃがいも・さつまいも・たけのこ・まいたけ・大豆・長芋・リンゴ・サクランボ・レモン・ミカン・イワシ・かつお・鯖・さんま・鮭・ホタテ・エビ・牛肉・鶏肉・羊肉・米・ショウガ・ナツメ・葛・薬用人参

②肺の不調

肺の機能が低下→皮膚粘膜の機能が低下→肺から送られる体液（皮膚を潤すもの）の供給が停滞→皮膚が乾燥→皮膚の炎症

症状：呼吸器系の疾患や免疫力の低下をともなうアトピー性皮膚炎

有効な食材：**肺の働きを元気にする食材**　白菜・ねぎ・たまねぎ・大根・レンコン・山芋・シソ・百合根・梨・柚子・ショウガ

清熱作用と解毒作用が高い食材　青梗菜・トマト・こんにゃく・しじみ

清熱作用と補陰作用が高い食材　スイカ

改善方法

生まれながらにして脾や肺が弱い先天的な場合、小児アトピーになりやすいです。ただし、きちんとケアをすると未成熟だった臓器が成長し、自然と改善されることも多いので、食材や漢方薬を中心としたケアが有効です。

後天的な場合、生活習慣の乱れ（疲労や暴飲暴食、喫煙など）による脾や肺の虚弱化が原因なので、生活養生（過剰な糖分や油分、刺激物の摂取を控える、充分な睡眠を取る、保湿を心がけるなど）がケアの中心になります。体に優しい生活習慣を心がけることが大切です。

アレルギー系

咳

✣メカニズム

咳は、気道内に存在する異物（ウイルスや細菌など）を除去する体の防衛反応です。しかし、慢性化すると大きな消耗が起こり、場合によっては不眠や食欲低下などの二次症状が出ることもあります。

西洋医学では、咳止め薬を中心に用いますが、東洋医学では、原因となる外部からの刺激の除去や不調が起きている体内の状態を改善することで、根本的な解決を目指します。

大きな原因として、肺に冷え（寒邪）や熱さ（熱邪）の外邪、あるいは陰虚などの状態（呼吸困難や気管支炎、咽頭炎、空咳、喘息など）が生じます。

✣原因

①冷えや寒さ（寒邪）

体質的な冷え症·外からの冷えや寒さ→体が冷える→（痰の多い）咳

症状：水様性の痰や鼻水など薄い分泌物をともなう咳（冷えると症状が悪化する）

有効な食材：**体を温める食材**　ニラ·ねぎ·たまねぎ·かぼちゃ·桃·サクランボ·ライチ·杏子·ミカン·あじ·イワシ·鯖·鮭·エビ·鶏肉·羊肉·陳皮·ショウガ·ナツメ·シナモン·にんにく

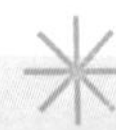

②熱邪の侵入やウイルスや細菌の影響

熱邪・ウイルス・細菌→肺が熱をもつ→（熱性の）咳

症状：黄色く粘り気を帯びている痰（温まると咳が出やすくなる）

有効な食材：**清熱作用が高い食材** ほうれん草・青梗菜・アスパラガス・もやし・豆苗・オクラ・きゅうり・ナス・トマト・大根・ごぼう・かぶ・レンコン・たけのこ・こんにゃく・まいたけ・バナナ・リンゴ・梨・イチゴ・パイナップル・キウイフルーツ・スイカ・メロン・柿・グレープフルーツ・柚子・いわし・あさり・しじみ・カニ・昆布・わかめ・ひじき・卵白・牛乳・チーズ・小麦・陳皮・当帰・葛・薬用人参・はるさめ

③加齢や病気による体力の消耗（陰虚）

加齢・体力の消耗→肺の中から潤いが欠如（肺の陰虚）→肺が乾燥→肺が熱をもつ→空咳

症状：乾燥肌や喉の渇き、ほてりをともなう空咳

有効な食材：**肺の働きを元気にする食材** 白菜・ねぎ・たまねぎ・大根・レンコン・山芋・シソ・百合根・梨・柚子・ショウガ

陰を補う食材 白菜・ほうれん草・小松菜・アスパラガス・豆苗・大根・レンコン・さといも・百合根・パイナップル・スイカ・ひじき・豚肉・牛乳・チーズ・きゅうり・トマト・梨・レモン・ごま

改善方法

咳のタイプ（空咳か痰が混じった咳か、痰は何色なのかなど）で症状を見分けることが大切です。

湿性（痰の多い）の場合は、冷えや湿気が原因であることが多く、体を温めると改善します。

熱性の場合は、肺に炎症が起こるので、清熱する必要があります。清熱作用をもつ食材や漢方を摂ると良いです。

空咳の場合、肺の潤い不足のケースが多いので、肺や体に潤いを補う食材や漢方薬を用いると改善します。

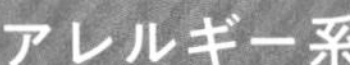

アレルギー系

肌荒れ・乾燥肌

✣メカニズム

東洋医学的には､「血」の不足（血虚）と「血」の循環不全（瘀血）が原因として考えられます｡「血」は皮膚に栄養を巡らせて潤すため、「血」の不足や循環不全が、肌の状態を悪化させます。

また、皮膚の働きをコントロールする肺の潤いがなくなることでも肌が乾燥します。そのため、肺の働きを元気にしたり、肺を潤すことも効果的です。

✣原因

①「血」の不足（血虚）

脾の機能が低下→「気」と「血」の不足→「気」と「血」が停滞→腎がつくりだす「精」の減少と体の「水」の減少→「血」の不足→肌荒れ・乾燥肌

症状：皮膚の乾燥、肌の血色が悪くなる

有効な食材：**血を補う食材**　ほうれん草・小松菜・青梗菜・たまねぎ・ニンジン・イチゴ・ブドウ・サクランボ・桃・ライチ・梅・あじ・イワシ・かつお・鯖・さんま・鮭・鱈・鯛・うなぎ・あさり・しじみ・牡蠣・ひじき・豚肉・鶏肉・羊肉・卵・ナツメ・当帰・クコの実・ごま

②瘀血

血液の循環が停滞する（瘀血状態）→皮膚への「血」の供給が妨げられる→肌荒れ・乾燥肌

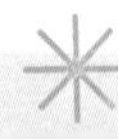

症状：皮膚の黒ずみ・しみ・そばかす

有効な食材：**瘀血を改善する食材** 青梗菜・ニラ・ねぎ・たまねぎ・ナス・サクランボ・桃・あじ・イワシ・さんま・わかめ・ひじき・紅花

③肺の機能の不調

肺の機能が低下→肺から皮膚に循環させていた「水」（体液）が不足→肌荒れ・乾燥肌

症状：皮膚が乾燥する、空咳、呼吸困難

有効な食材：**肺の働きを元気にする食材** 白菜・ねぎ・たまねぎ・大根・レンコン・山芋・シソ・百合根・梨・柚子・ショウガ

陰を補う食材 白菜・ほうれん草・小松菜・アスパラガス・豆苗・大根・きゅうり・トマト・レンコン・さといも・百合根・パイナップル・スイカ・レモン・梨・ひじき・豚肉・牛乳・チーズ・ごま（白）

改善方法

慢性的な病気（粉瘤体質や先天的なアトピーなど）が原因でない場合は、生活習慣によることが多いでしょう。

体の乾燥や肺に潤いを与えるために、「陰を補う食材」や「肺の働きを元気にする食材」を一緒に摂るとより良いでしょう。

ストレスや夜ふかし、疲労、油ものや糖分の摂りすぎ、喫煙、アルコールなどが大きな原因となるため、これらを改めることが何よりも大切です。

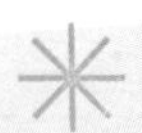

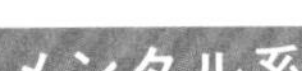

精神の不安定（イライラ・気持ちの落ち込み）

✣メカニズム

ストレスを受けることで、イライラ感や気分の落ち込み、不眠、気力の低下など、メンタル面でさまざまな不調が生じます。ほかにも疲労感や頭痛、めまい、動悸、食欲不振、過食などの身体症状があらわれることもあります。

東洋医学では、交感神経と副交感神経からなる自律神経をそれぞれ「陽[※1]」と「陰[※2]」に分類して考え、乱れたこれらのバランスを整えることがメンタルの調整に繋がると考えます。

また、五臓の肝と心は、自律神経と関係性が深いため、これらの機能が低下することでも精神的なバランスが乱れ、自律神経とともにさまざまなメンタルの不調があらわれます。

※１陽（陽気）…体を活発に動かすための力
※２陰…活動時に疲労した心身を鎮静させたり、活動によって興奮しすぎたりしないように働きかける力

✣原因

①陽気の不足

冷えや長期の疲労、ストレス→陽気の不足→メンタルに不具合が生じる→精神が不安定になる

症状：不安感、無気力、うつ

有効な食材：**陽気を補う食材** ニラ・エビ・羊肉・ショウガ・シナモン

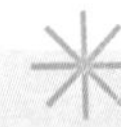
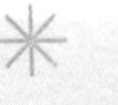

②陰の不足

ストレス→陰の不足→メンタルに不具合が生じる→精神が不安定になる

症状：イライラ、怒りやすい、ヒステリー

有効な食材：**陰を補う食材**　白菜・ほうれん草・小松菜・豆苗・大根・きゅうり・トマト・レンコン・さといも・パイナップル・スイカ・レモン・梨・ひじき・豚肉・牛乳・チーズ・ごま（白）

③肝の不調

ストレスなど→肝の機能が低下→「気」と「血」の巡りが悪くなる→自律神経のバランスが乱れる→精神が不安定になる

症状：イライラ、激しい感情の起伏、ガス腹、頭痛、肩こりなど

有効な食材：**気の巡りを良くする食材**　キャベツ・ニラ・ねぎ・たまねぎ・レモン・ミカン・梅・陳皮

肝の働きを元気にする食材　ニラ・アスパラガス・豆苗・トマト・ブドウ・グレープフルーツ・あじ・鯛・鱈・うなぎ・しじみ・あさり・ホタテ・イカ・昆布・クコの実

鎮静作用が高い食材　かぶ

④心の不調

過度の心配・不安など→心の機能が低下→精神が不安定になる

「血」が不足→自律神経のバランスが乱れる→精神が不安定になる

症状：不安、動悸、不眠など

有効な食材：**心の働きを元気にする食材**　ニンジン・トマト・レンコン・スイカ・牡蠣・牛乳・卵・小麦・小豆・ナツメ

改善方法

メンタルの不調は、ストレスや不規則な生活リズムなどが原因です。まずは生活習慣を整えましょう。特に睡眠は大切です。できれば1日7時間を目標に睡眠を取ってください。

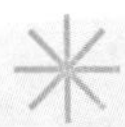

メンタル系

不眠

✣メカニズム

寝つきが悪い（入眠障害）、途中で何度も目が覚める（中途覚醒）、朝早く目が覚めてそこから眠れない（早期覚醒）……といった状態をすべて「不眠症」と呼びます。原因には、病気や疲労などの身体的なもの、不安、薬物による副作用、加齢などが挙げられます。

東洋医学では、不眠を五臓の心の病気と考えています。心は心臓という臓器だけではなく、意識や精神活動のコントロール器官としてもとらえられる部位です。不眠は五臓の心の不調による精神活動のコントロール障害とされ、心に十分な栄養を行き渡らせることで改善が見込めます。

また、良質な睡眠を取るためには、体力が必要でもあり、脳の働きをコントロールする腎の働きが悪いと、途中で目が覚めてしまうこともあります。

✣原因

①過労や体力の消耗

過労・体力の消耗→睡眠に用いる体力が不足（気虚）→不眠

症状：入眠障害

有効な食材： 気を補う食材 ねぎ・たまねぎ・かぼちゃ・ニンジン・じゃがいも・さつまいも・さといも・山芋・シイタケ・まいたけ・リンゴ・パイナップル・あじ・イワシ・かつお・鯖・さんま・鮭・鱈・鯛・うなぎ・ホタテ・タコ・イカ・牛肉・豚肉・鶏肉・羊肉・卵・米・小麦・ショウガ・ナツメ・薬用人参

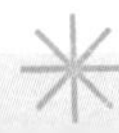

瘀血を改善する食材　青梗菜・ニラ・ねぎ・たまねぎ・ナス・サクランボ・桃・あじ・イワシ・さんま・わかめ・ひじき・紅花

②強い不安

強い不安→メンタルが弱る→精神活動に支障が生じる→不眠

症状：入眠障害、中途覚醒、早期覚醒

有効な食材：心の働きを元気にする食材　ピーマン・リンゴ・スイカ・杏子・小麦・ナツメ・山査子・シナモン

③加齢（腎虚）

加齢→腎の働きが低下→不眠

症状：早期覚醒や中途覚醒の不眠

有効な食材：腎の働きを元気にする食材　キャベツ・ブロッコリー・ごぼう・さつまいも・ブドウ・栗・あじ・鮭・エビ・ひじき・昆布・トウモロコシ・ごま・黒豆

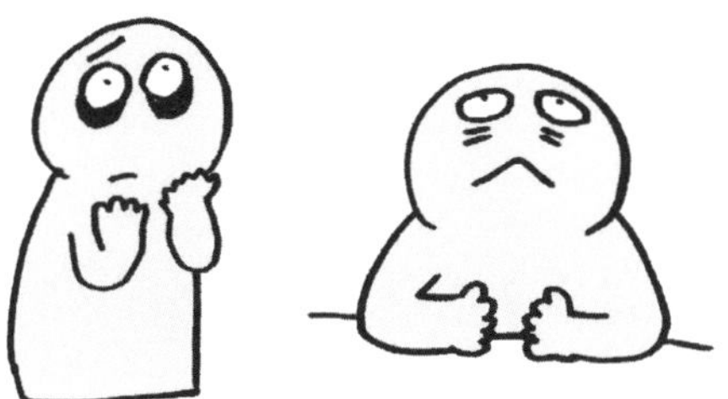

改善方法

明確な原因がわかればそこをケアすることが不眠改善には最適ですが、不安感やストレスなどによる神経興奮の場合はこれという原因がわからずに長期化することもあります。

寝るときに心をできるだけ落ち着かせ、「きちんと横になって目を閉じておけば回復できる」と意識することが大切です。

予防系

風邪・インフルエンザ（感染症）

✣メカニズム

風邪やインフルエンザを含む感染症は、東洋医学では“感冒（かんぼう）”としてまとめてとらえられます。菌やウイルスといった外部刺激に対して体の免疫が働き、病因を排除するために起こる反応が風邪の症状です。東洋医学的には六淫（りくいん）(28ページ参照)と呼ばれる風邪（ふうじゃ）、暑邪、熱邪、湿邪、燥邪、寒邪という6つの原因のいずれかによって引き起こされると考えられます。風邪（ふうじゃ）は残る5つの外邪と合体し、すべてのパターンで感冒の原因になります。

✣原因

①湿邪

湿邪が体内に侵入する→湿邪を体外へ追い出そうとする→風邪

症状：悪寒、発熱、だるさ、食欲不振、頭痛、喉の痛み、咳、鼻水、吐き気、下痢など

有効な食材：**湿邪を除去する食材**　白菜・ねぎ・ナス・もやし・ごぼう・あじ・鯖・わかめ・昆布・トウモロコシ・玄米

②暑邪・熱邪

暑邪・熱邪が体内に侵入する→暑邪・熱邪を体外へ追い出そうとする→風邪

症状：悪寒、発熱、だるさ、食欲不振、頭痛、喉の痛み、咳、鼻

水、吐き気、下痢など

有効な食材：**清熱作用が高い食材**　ほうれん草・青梗菜・アスパラガス・もやし・豆苗・オクラ・きゅうり・ナス・トマト・大根・ごぼう・かぶ・レンコン・たけのこ・こんにゃく・まいたけ・バナナ・リンゴ・梨・イチゴ・パイナップル・キウイフルーツ・スイカ・メロン・柿・グレープフルーツ・柚子・イワシ・あさり・しじみ・カニ・わかめ・ひじき・昆布・卵白・牛乳・チーズ・小麦・陳皮・当帰・葛・薬用人参・はるさめ

③燥邪

燥邪が体内に侵入→肺の機能が低下→風邪（咳や頭痛など呼吸器疾患をともなう）

症状：空咳、気管支炎、気管支喘息、咽頭痛など

有効な食材：**肺の働きを元気にする食材**　白菜・ねぎ・たまねぎ・大根・レンコン・山芋・シソ・百合根・梨・柚子・ショウガ

⑤寒邪

寒邪が体内に入る→寒邪を体外へ追い出そうとする→風邪

症状：悪寒、発熱、だるさ、食欲不振、頭痛、喉の痛み、咳、鼻水、吐き気、下痢など

有効な食材：**体を温める食材**　ニラ・ねぎ・たまねぎ・かぼちゃ・桃・サクランボ・ライチ・杏子・ミカン・アジ・イワシ・鯖・鮭・エビ・鶏肉・羊肉・陳皮・ショウガ・ナツメ・シナモン・にんにく

改善方法

基本的には、日々の生活養生で感染しないように心がけましょう。それでも発症してしまった場合は、無理をしないできちんと休息を取ることが大切です。

また、原因（六淫のいずれかや疲労など）をきちんと特定し、それぞれの原因をケアできる生活養生を合わせることも重要です。

予防系

認知症

✣メカニズム

認知症は、加齢による物忘れとは別物です。何かの病因によって脳の神経細胞が壊されるために起こる症状や状態のことで、次第に理解力や判断力が低下する進行性の病気です。半数がアルツハイマー型認知症と呼ばれ、レビー小体型、血管性認知症とあわせて三大認知症と呼ばれます。

東洋医学では、「腎は脳に通じる」という言葉があり、脳の働きをコントロールするのは五臓の“腎”とされ、腎のケアを認知症の予防改善と考えます。また、瘀血による認知症の進行にも着眼しています。

✣原因

①加齢・激しい性生活（腎虚）

加齢・激しい性生活→腎がダメージを受ける→認知症

症状：腰痛、抜け毛、下肢のだるさ

改善する食材：**腎の働きを元気にする食材** キャベツ・ブロッコリー・さつまいも・ごぼう・ブドウ・栗・あじ・鮭・エビ・昆布・ひじき・トウモロコシ・ごま・黒豆

②瘀血

血液の循環が停滞→瘀血状態→脳へ「気」と「血」の供給が妨げられる→認知症

症状：頭痛、固定性の痛み、皮膚の黒ずみ

改善する食材：**瘀血を改善する食材**　青梗菜・ニラ・ねぎ・たまねぎ・ナス・サクランボ・桃・あじ・イワシ・さんま・わかめ・ひじき・紅花

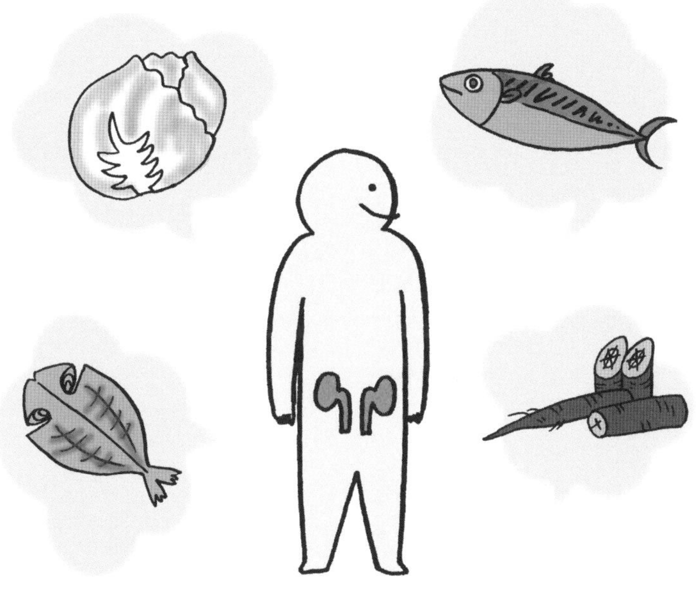

改善方法

アルツハイマー型やレビー小体型認知症は現在でも原因が科学的に全て特定されたわけではありませんが、血管性の認知症は明らかに瘀血のケアで予防や改善が見込めます。

加齢により腎は弱るため、過度の性交渉や疲労、睡眠不足など加齢を促進するものは控えるようにしましょう。

生活習慣の乱れは、そのまま瘀血の原因にもなりますので運動習慣の見直しなどはしっかり行うことが大事です。

DHA は、体と脳の老化を防ぐので、あじやイワシなど DHA が豊富な食材を一緒に摂るとより良いでしょう。

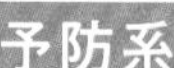

こつ そ しょう しょう

骨粗鬆症

✣メカニズム

特に女性に多い骨疾患です。女性の骨は20代をピークに40代くらいまでは一定ですが、更年期にさしかかる50代前後になると女性ホルモンの分泌量の減少に加えて腸管でのカルシウムの吸収効率が低下する、あるいはカルシウム吸収をサポートするビタミンDをつくる働きが弱るなどの原因があります。

✣原因

加齢や運動不足（腎虚）

加齢・運動不足→腎がダメージを受ける→骨粗鬆症

症状：腰痛、下肢のだるさ、脱毛など

有効な食材：**腎の働きを元気にする食材** キャベツ・ブロッコリー・さつまいも・ごぼう・ブドウ・栗・あじ・鮭・エビ・昆布・ひじき・トウモロコシ・ごま・黒豆

カルシウムが豊富な食材 青梗菜・小松菜・大根の葉・しじみ・牛乳・チーズ・豆腐・納豆・ごま

カルシウムの吸収を高める食材 シイタケ・まいたけ・あじ・鯖・さんま・卵・納豆

改善方法

過度なダイエット、栄養不足（偏食）、喫煙や過度の飲酒、運動不足などが骨量減少のリスクになります。加齢は止めることはできませんが、1日15分でもいいので日光浴をしながら軽いウォーキングなどの運動習慣をつけるようにするとよいでしょう。

予防系

アンチエイジング

✣メカニズム

見た目の若さに個体差（髪や肌のツヤ、ホルモンの分泌量など）があるのは、腎の強さによるものであると考えられています。

✣原因

①加齢・激しい性生活（腎虚）

加齢・激しい性生活→腎がダメージを受ける→「精」が減少→老化現象

症状：難聴、耳鳴り、下肢のだるさ、抜け毛、体が痩せる、性機能の減退、腰痛など

有効な食材：腎の働きを元気にする食材　キャベツ・ブロッコリー・ごぼう・さつまいも・ブドウ・栗・あじ・鮭・エビ・ひじき・昆布・トウモロコシ・ごま・黒豆

②先天的な腎虚

腎虚→腎がつくり出す「精」の不足→老化現象

症状：成長不全、老化が早い

有効な食材：腎の働きを元気にする食材　キャベツ・ブロッコリー・ごぼう・さつまいも・ブドウ・栗・あじ・鮭・エビ・ひじき・昆布・トウモロコシ・ごま・黒豆

カルシウムが豊富な食材　シイタケ・まいたけ・あじ・鯖・さんま・卵・納豆

改善方法

後天的な原因として、過度の性生活や夜ふかしなどが挙げられます。7時間程度の睡眠などが大切です。

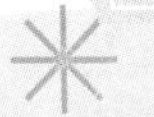

その他

ほてり・のぼせ

✣メカニズム

西洋医学では、女性ホルモンや男性ホルモンが低下し、体温調節に関わっている自律神経のバランスが崩れることが原因となることがあるとされます。

一方、東洋医学では、「体内に起こる熱」ととらえて陰虚症と実熱症の原因に分類していきます。

✣原因

①体内の「水」の不足（陰虚）

加齢・体力の消耗→体内の潤いが不足→乾きによって熱が生じる→ほてり・のぼせ

症状：乾燥肌、体が痩せる、疲労感

有効な食材：陰を補う食材　白菜・ほうれん草・小松菜・豆苗・大根・きゅうり・トマト・レンコン・さといも・パイナップル・スイカ・レモン・梨・ひじき・豚肉・牛乳・チーズ・ごま（白）

②体内の熱制御機能の低下（実熱）

体内に熱が生じる→熱の処理（発散）ができない→体内に熱が留まる→熱が上がる→ほてり・のぼせ（主に、顔）

症状：イライラ、目の充血など

有効な食材：清熱作用が高い食材　ほうれん草・青梗菜・アスパラガス・豆苗・もやし・オクラ・きゅうり・ナス・トマト・大根・ごぼう・かぶ・レンコン・たけのこ・こんにゃく・まいたけ・

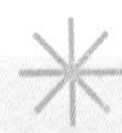

バナナ・リンゴ・梨・イチゴ・パイナップル・キウイフルーツ・スイカ・メロン・柿・グレープフルーツ・柚子・いわし・あさり・しじみ・カニ・わかめ・ひじき・昆布・卵白・牛乳・チーズ・小麦・陳皮・当帰・葛・薬用人参・はるさめ

③瘀血

瘀血状態→血液が病的な熱をもつ（血熱状態）→ほてり・のぼせ

症状：皮膚の炎症や黒ずみ

有効な食材：涼性または寒性で瘀血を改善する食材　青梗菜・レンコン

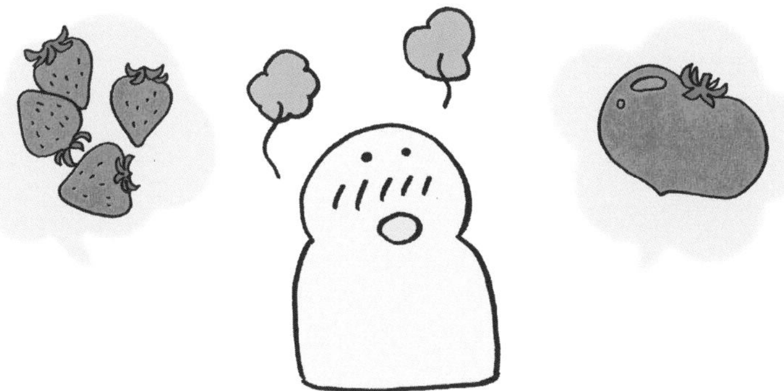

改善方法

陰虚の場合は、「水」を増やす補陰作用のある食材や漢方薬が有効です。実熱の場合は、体内の熱を除去したり冷ましたりする清熱作用のある食材や漢方薬を積極的に摂るといいでしょう。

ただ、陰虚と実熱を間違えると、冷えを助長したりして体調不良を招くことがあるので注意が必要です。症状から見分けて、ご自身に合った対策をするのが良いでしょう。

その他

頻尿

✣メカニズム

夜間頻尿や残尿による頻尿は、前立腺肥大などの疾病を原因として発症することが多く、基本的には加齢によるものとして考えられます。西洋医学では、前立腺肥大の場合、薬を用いて対処しますが、それ以外の場合（加齢は含まない）はこれという治療法がないのが現状です。若い方の場合、ストレスや緊張によって起こることもあり、向精神薬や精神安定剤を用いることがあります。

東洋医学も西洋医学ととらえ方が類似しており、まずは加齢により腎が弱って腎虚が起こるケースが多いと考えます。また、精神的な負荷や緊張が原因であると考えられることもあり、それらに対応する漢方薬も存在します。

✣原因

①加齢（腎虚）

加齢→腎や膀胱系のコントロール機能に障害が生じる→頻尿

症状：夜間頻尿、尿失禁

有効な食材：腎の働きを元気にする食材　キャベツ・ブロッコリー・ごぼう・さつまいも・ブドウ・栗・あじ・鮭・エビ・ひじき・昆布・トウモロコシ・ごま・黒豆

②精神的な要因（緊張やストレス）

緊張・ストレス→肝がつくり出す「気」が巡らなくなる→頻尿

症状：緊張やストレスを感じた際の頻尿、過活動膀胱、心因性頻

尿

有効な食材：**肝の働きを元気にする食材**　ニラ・アスパラガス・豆苗・トマト・グレープフルーツ・アジ・鯛・鱈・うなぎ・しじみ・あさり・ホタテ・昆布・イカ・クコの実

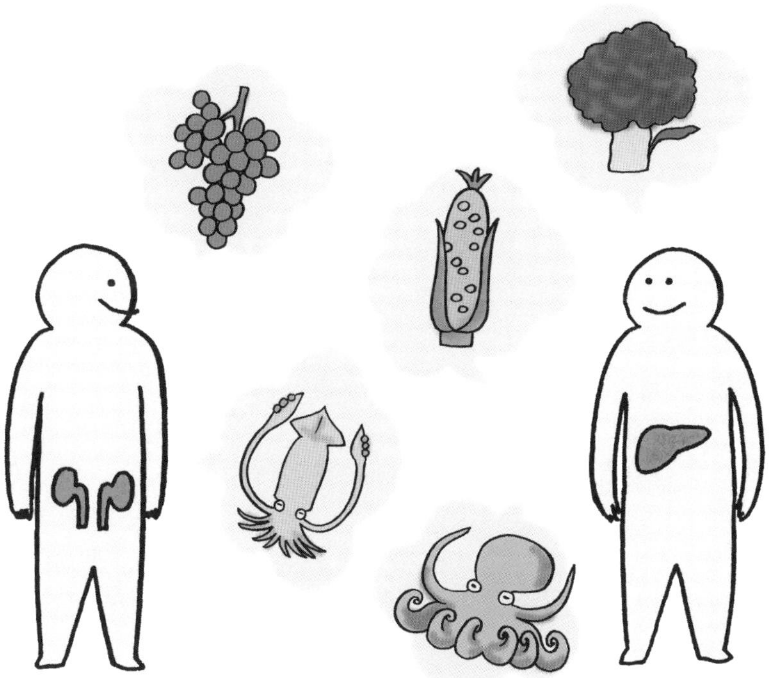

改善方法

腎虚による原因のほかにも緊張、利尿作用のある食材や水分の摂りすぎ、膀胱炎などの細菌感染でも起こることがあるので、緊張やストレスの緩和や陰部を常に清潔に保つようにに心がけましょう。

その他

二日酔い

✣メカニズム

西洋医学では、アルコールによる炎症反応やアセトアルデヒドの影響などで生じると考えられていますが、メカニズムはまだ解明されていません。

✣原因

体内の水分代謝の停滞

飲酒→体内の水分代謝が停滞する→胃の中に過剰な「水」が停滞する→二日酔い

※水分代謝が停滞している状態…胃の中に過剰な水分が溜まっているにもかかわらず、喉が渇くという状態

症状：むくみ、尿が出ない、喉の渇き、吐き気、嘔吐、頭痛

有効な食材：利水作用の高い食材　ナス・パイナップル・ブドウ・サクランボ・スイカ・メロン・ひじき・とうもろこし・ショウガ

利尿作用の高い食材　白菜・もやし・きゅうり・ナス・大根・たけのこ・梨・キウイフルーツ・ひじき・はるさめ

改善方法

体内の水分代謝や利尿を促進する食材や漢方薬で改善できます。内臓が冷えている場合は、お腹を温めると楽になるケースもありますが、飲みすぎを控えることが一番です。水を溜めやすい（代謝の悪い）体質の人は、二日酔いになりやすいです。

第三章

食べものがもつ効能と食べ方

ここでは、さまざまな食べものがもつ効能や作用とともに、予防・改善する不調についてご紹介します。コンビニやスーパーで購入できる食べものをご紹介していますので、日々の食事に役立ててください。また、生薬は漢方薬局で購入するのがおすすめです。

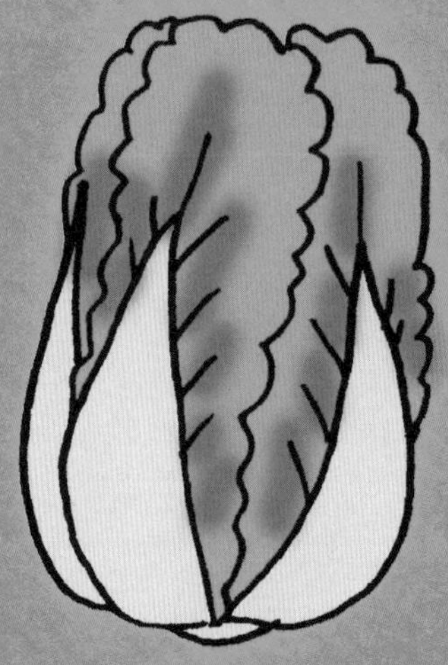

1 白 菜

●元気になる器官：脾・大腸

●この不調に効く!

便秘・免疫力の低下・風邪（予防）・むくみ・二日酔い・イライラ

✣効能・効果

食物繊維が豊富なうえ「水」を補う補陰作用があるので、便通を改善します。また、ビタミンCが豊富なので免疫力が高まり、風邪を予防できます。

体内の水分代謝を高める利尿作用がとても高く、むくみや二日酔いの改善に大きな力を発揮します。「気」の巡りを良くする理気作用が少しあるため、イライラを解消する効果もあります。

✣養生法

冬に最も栄養価が高くなるので、鍋物にするなどして冬にたくさん食べることをおすすめします。

✣豆知識

ビタミンCは火に強いため、熱を通しても効果が弱まることがほとんどありません。サラダやお漬物など、生よりも火を通してからのほうが、たくさんの量を食べられるのでおすすめです。

✣相性のいい食材

牡蠣：イライラを解消する食材を合わせると、イライラがより解消されます。

はるさめ：利尿作用をもつ食材と合わせると、二日酔いやむくみがより改善されます。

豚肉：白菜にないビタミンB群をもつ食材を合わせると、栄養のバランスが良くなります。

属性：**平性・甘味・冬**
作用：**滋養作用・弛緩作用・補陰作用・利尿作用・理気作用**
このタイプにおすすめ!：**瘀血タイプ**

白菜と豚肉の潤いスープ

白菜と豚肉は、どちらも体内の「水」を補う補陰作用があります。体の潤い不足で乾燥肌やほてりを感じる方は、柔らかく煮込めば脾に優しく体力の回復を助ける効果をもったスープになります。

材料／3~4人分

- 白菜 …… 中1個
- 豚肉 …… 100g
- 鶏がらスープ …… 1L
- 塩 …… 少々
- 胡椒 …… お好みで

作り方

❶白菜は細切りにします
❷豚肉も細切りにします
❸鶏がらスープを入れて火にかけ、白菜と豚肉を加えて弱火でコトコトお好みの柔らかさまで煮ます
❹最後に塩と胡椒で味を調えます

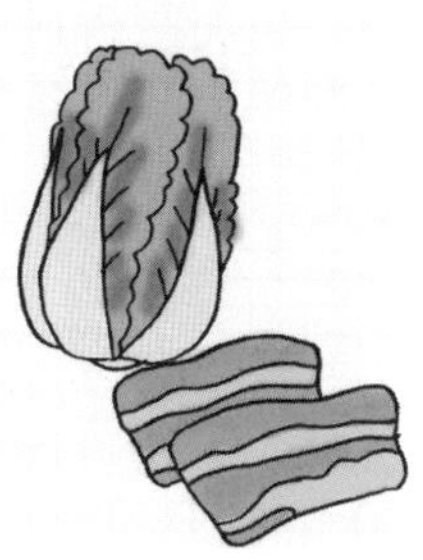

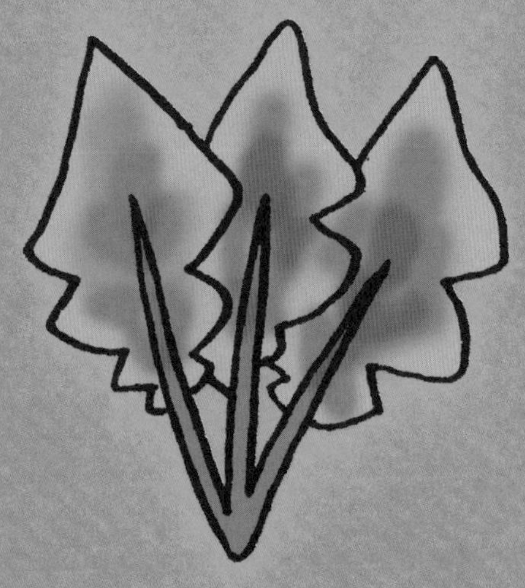

2 ほうれん草

●元気になる器官：脾・大腸

●この不調に効く!
貧血・抜け毛・乾燥肌・便秘・老化・免疫力の低下・肌荒れ・がん（予防）・筋骨の弱り・骨粗鬆症（予防）・イライラ

✣効能・効果

優れた補血作用があり、貧血や抜け毛の改善に効果があります。体の「水」を増やす補陰作用も高く、体や腸に潤いを与えてくれるため、乾燥肌や便秘に効果があります。

豊富なビタミンCやβカロテンの抗酸化作用による、アンチエイジングや免疫力アップ、肌荒れの改善、がんの予防にも効果を発揮します。

根本の赤い部分にはマンガンが豊富に含まれており、筋肉や骨を丈夫にする強筋骨作用があります。カルシウムも豊富で、骨粗鬆症の予防、イライラにも効果があります。

「気」と「血」を補うことで体力をつけるので、虚弱体質を改善する効果があります。

✣養生法

涼性なので、炒め物や汁物など温かくして食べると良いでしょう。

ほうれん草のアクに含まれる成分はシュウ酸といい、カルシウムと結びつきやすい性質があるため、体質によっては食べすぎると結石の原因になることもあります。アクはしっかり取ってから食べるようにしましょう。

✣豆知識

傷みやすいので早めに使い切るようにしましょう。冷凍しておくと、保存がきくのでおすすめです。

✣相性のいい食材

レバー：「血」を補う食材を合わせると、補血作用が高まり、貧血や抜け毛の予防・改善の効果が高まります。

豚肉：免疫力アップや疲労回復の効果がある食材を合わせると、虚弱体質の改善に効果があります。

属性：**涼性・甘味・冬**

作用：**滋養作用・弛緩作用・補血作用・補陰作用・抗酸化作用・強筋骨作用・補気作用**

このタイプにおすすめ!：

血虚タイプ・瘀血タイプ・陰虚タイプ・腎虚タイプ

3 小松菜

●元気になる器官：大腸・脾・肺

●この不調に効く!
骨粗鬆症（予防）･乾燥肌･肌荒れ･老化･風邪（予防）･がん（予防）・イライラ・不眠・便秘

✣効能・効果

野菜の中でも栄養素がとても多く含まれており、中でもカルシウムの含有量はトップクラスで、骨粗鬆症の予防や改善に効果があります。βカロテンやビタミンCも豊富で抗酸化作用が強く、美容効果（乾燥肌や肌荒れの改善）や老化防止、風邪やがんの予防にも効果的です。

「気」を巡らせる理気作用とカルシウムによって、イライラを改善する効果もあります。ストレスフルな人の場合は、この効果によって睡眠の質が高められるので、不眠解消にも役立ちます。

理気作用とともに「水」を補う補陰作用もあるので、乾燥肌や便秘の改善に効果があります。

✣養生法

油を使うとβカロテンの吸収が上がるので、炒め物などにして食べると良いでしょう。ビタミンCは水に溶けやすいので、油で炒めたものをスープなど汁物にして食べると栄養が効率的に摂れます。

✣豆知識

アクが少ないので、水洗いしたものをそのまま料理に使うことができます。葉が乾燥しやすいので、水で濡らしたキッチンペーパーなどを巻いて保存すると長持ちします。

✣相性のいい食材

エビ：カルシウムが豊富で肝の働きを元気にする食材と合わせると、イライラが緩和されます。

鯖・イワシ：魚の脂がβカロテンの吸収を上げるので、青魚と炒め物にすると美容効果や老化防止の効果、風邪やがんの予防効果を高めます。

きのこ：ビタミンDとの相性が良く、小松菜に含まれるカルシウムの吸収率を上げるので、骨粗鬆症の予防・改善に効果的です。

属性：**平性・甘味・冬**

作用：**滋養作用・弛緩作用・抗酸化作用・理気作用・補陰作用**

このタイプにおすすめ！：**肝鬱タイプ・陰虚タイプ**

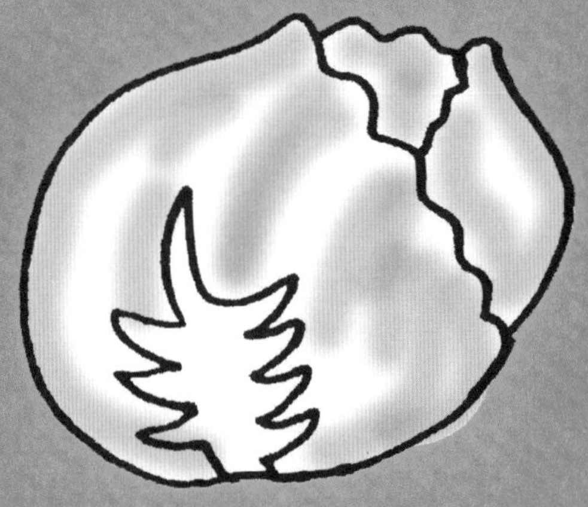

4 キャベツ

●元気になる器官：胃・大腸・肝・腎
●この不調に効く!
胃腸の機能低下・胃もたれ・胃痛・便秘・イライラ・ドロドロ血液・老化

効能・効果

胃腸系（脾の働き）を元気にすることで、消化吸収力も高まり、胃もたれや胃痛を改善します。そのうえ、整腸作用による便通の改善や「気」の巡りを良くする理気作用によるイライラの改善にも効果があります。「血」の巡りを良くする駆瘀血作用と腎を元気にする働きが少しあるので、瘀血を改善し、血液をサラサラにするうえアンチエイジング効果もあります。

養生法

胃腸系（特に、脾）は、「気」を生成する部位のため、体の元気の源になります。胃の不調を感じたとき、積極的に食べると良いでしょう。

✣豆知識

ビタミンUは、胃腸（胃粘膜や働き）を保護する力が強く、別名「キャベジン」と言います。

✣相性のいい食材

ねぎ・ニラ・イワシ：瘀血を改善する食材と合わせると、生活習慣病や生理痛を改善する効果がより高まります。

属性：**平性・甘味・春・夏・冬**
作用：**滋養作用・弛緩作用・整腸作用・理気作用・駆瘀血作用・補腎作用**
このタイプにおすすめ！：**瘀血タイプ・脾虚タイプ**

こってり料理に相性バッチリ！塩キャベツ

「食べる胃腸薬」と言われるキャベツ。こってりとした料理と一緒に食べることで胃もたれを防いでくれます。塩や醤油であっさりとした味付けをし、アクセントにごま油を加えると無限に食べられる「美味しい消化剤」に早変わりします。

材料／3～4人分

- キャベツ……1/4個
- 塩（お好みで醤油でもOK）……適量
- 白ごま……小さじ
- ごま油……適量

作り方

❶塩とごま油を混ぜる
❷キャベツを加えて手でよく混ぜ合わせる
❸10分ほどおく
（お好みの硬さでお召し上がりください）

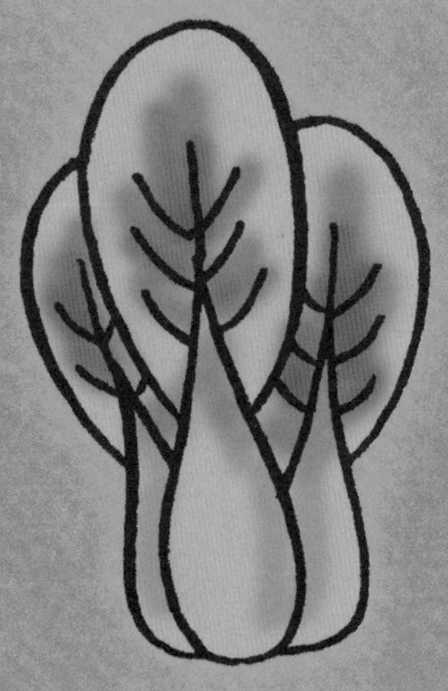

5 青梗菜（チンゲンサイ）

- 元気になる器官：脾・肺
- この不調に効く!
イライラ・骨粗鬆症（予防）・貧血・高血圧（予防）・皮膚の炎症・肌荒れ・乾燥肌・風邪（予防）・老化・ほてり・のぼせ・血行不良・ドロドロ血液

✣効能・効果

カルシウムや鉄分、カリウムが大変多く含まれており、カルシウムによるイライラの緩和や骨粗鬆症の予防、鉄分による貧血の改善、カリウムによる高血圧の予防に効果があります。

清熱作用と解毒作用は皮膚の炎症、抗酸化作用は美肌効果や風邪予防、アンチエイジング、補血作用は貧血や肌荒れの改善に効果があるので、健康維持にとても有益な野菜です。涼性のため、瘀血によって血液が病的な熱をもった「血熱（けつねつ）」を冷ますために使われ、瘀血からくるほてりやのぼせに効果的です。

血液をサラサラにする作用が優れているので、ドロドロ血液が気になる瘀血タイプの方は積極的に食べると良いです。

✣養生法
涼性なので、炒め物や汁物など熱調理をして食べると良いでしょう。美肌効果や貧血の改善、骨粗鬆症の予防などがあるので、生理前に積極的に食べたい食材です。

✣豆知識
葉の色が濃く厚みがあり、根元がふっくらとしているものは、甘みがあり、より美味しくいただけます。

葉が乾燥しやすいので、濡れたキッチンペーパーなどで包んで保存すると長持ちします。

✣相性のいい食材
ねぎ・ニラ・パセリ：香りの強い香味野菜などを合わせると、イライラの改善効果が高まります。

豆腐・はるさめ：清熱作用をもつ食材を合わせると、体の熱を取り除く効果が高まるので、体のほてりが強いときに食べると良いでしょう。

属性：**涼性・甘辛味・秋〜冬**

作用：**滋養作用・弛緩作用・発散作用・運行作用・清熱作用・解毒作用・抗酸化作用・補血作用**

このタイプにおすすめ!：**血虚タイプ・瘀血タイプ**

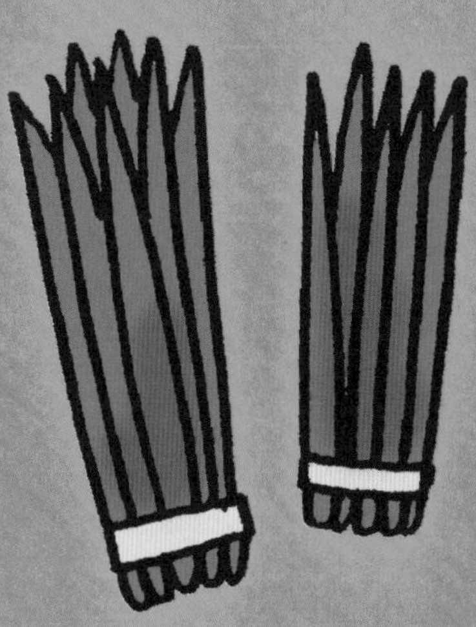

6 ニ　ラ

●元気になる器官：脾・肝・腎

●この不調に効く！
疲労・免疫力の低下・風邪（予防）・肌荒れ・動脈硬化（予防）・ドロドロ血液・老化

✣効能・効果

ビタミンB_1やビタミンC、ビタミンE、ビタミンAが豊富なので、疲労回復や免疫力アップ、風邪の予防、肌荒れの改善などの効果があります。

硫化アリルと呼ばれる独特な香り成分には、血の汚れを改善し、血流が増えるので、動脈硬化の予防と血液をサラサラにする効果があります。

「気」と「血」の巡りを良くして体を温め、汗をかかせて鼻の詰まりや気持ちのふさぎを改善するなど、冷えによる体調不良に効果的です。

肝と腎の働きを元気にする働きがあるので、疲労回復やアンチエイジングに効果があり、健康長寿にとても優れた食材です。

✣養生法

肝と腎の働きを元気にするため、老化を気にする方や先天的な虚弱体質の方は積極的に食べると良いでしょう。

✣豆知識

加熱によって栄養素の損失はほとんどないですが、風味を楽しむため、強火にかけすぎないように気をつけましょう。

✣相性のいい食材

イカ・エビ：タウリンが豊富な食材を合わせると、肝や腎の働きをさらに高めるので、アンチエイジング効果が高まります。

卵・豚肉：ビタミン B_1 やビタミン B_2 が豊富な食材と一緒に炒めて食べると、各々の栄養価が上がり、虚弱体質や疲労回復の改善に効果的です。

属性：**温性・辛味・冬**

作用：**発散作用・運行作用・理気作用・駆瘀血作用・補肝作用・補腎作用**

このタイプにおすすめ!：**瘀血タイプ・腎虚タイプ**

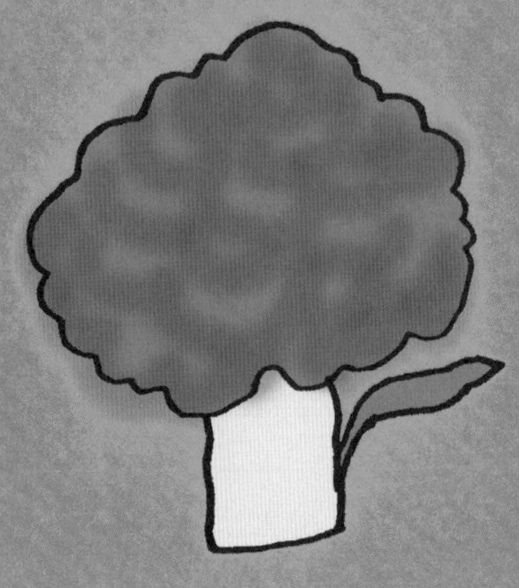

7 ブロッコリー

●元気になる器官：脾・大腸・肝・腎・脾

●この不調に効く!
免疫力の低下・風邪（予防）・肌荒れ・老化・がん（予防）・高血圧（予防）・便秘・胃腸機能の低下・疲労・老化

✣効能・効果

ビタミンCの含有量が、野菜の中でもトップクラスです。抗酸化作用が高いので、免疫力アップや風邪の予防、肌荒れの改善、アンチエイジングに効果があります。

βカロテンやカリウム、不溶性食物繊維も豊富で、がんや高血圧の予防、便通の改善にも効果的です。

胃腸関係の働きを改善することで、肝と腎の働きが元気になるので、疲労回復やアンチエイジングに効果があります。

✣養生法

油で炒めるとβカロテンの吸収効率が上がるため、汁物にする場合も一度炒めると良いでしょう。

ビタミンCは水溶性なので、長時間茹ですぎるとブロッコリーの外へ流れ出てしまうため注意してください。２分程度茹でて、少し硬めくらいなのがちょうどいいでしょう。ビタミンCは熱を加えても効果が弱まりにくいので、汁物などにして食べるのがおすすめです。

✣豆知識

ブロッコリーと同じ形をしたカリフラワーにもビタミンCが豊富に含まれています。茹でた場合、カリフラワーのほうがビタミンCの損失が少ないです。彩りや調理方法によって使い分けるのがおすすめです。

✣相性のいい食材

ニンジン・にんにく：がん予防の効能をもつ食材と合わせるとより効果が高まります。

キャベツ・じゃがいも：胃腸系を元気にする食材と合わせると、胃腸の調子を整えるので、疲労回復や便通改善の効果が高まります。

属性：**平性・甘味・冬**

作用：**滋養作用・弛緩作用・抗酸化作用・補肝作用・補腎作用**

このタイプにおすすめ!：**脾虚タイプ・腎虚タイプ**

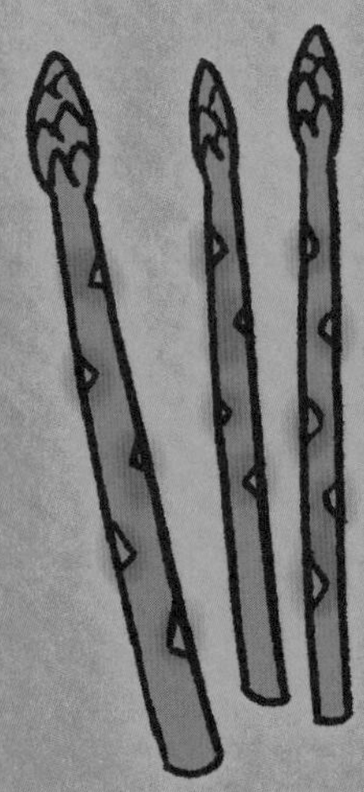

8 アスパラガス

●元気になる器官：肺・心・肝・腎
●この不調に効く!
のぼせ・ほてり・便秘・がん（予防）・老化・疲労・血行不良・肌荒れ・皮膚の炎症

✣効能・効果

体の熱を取り除く清熱作用があるので、のぼせやほてりの改善に優れています。食物繊維とβカロテンが豊富なので、便通の改善、がんや老化の予防効果もあります。

肝と腎、肺の働きを元気にするので、疲労回復やアンチエイジング、肌の乾燥によるトラブルなどに効果的です。

近年の研究により、特に芽の部分（穂先）にアスパラギン酸が含まれていることが明らかになりました。疲労回復や新陳代謝の向上による血行促進（美肌効果や皮膚病の改善）の効果があることがわかり注目されています。

✣養生法

幅広い五臓の働き（特に、肝・腎・肺）を改善してくれるので、積極的に食べたい食材ですが、寒性のため一度に食べすぎると体を冷やすので注意してください。１食あたり４～５本まで。夏の体力消耗時や疲労時に食べると良いでしょう。

✣豆知識

アスパラガスは､大きくグリーンとホワイトがありますが､グリーンアスパラガスと同じ品種を土を寄せて日光が当たらないように軟白（なんぱく）栽培したものがホワイトアスパラガスです。効能はほぼ同じとされています。

✣相性のいい食材

トマト・ナス・きゅうり：夏野菜を合わせると、体の余剰な熱を取り除く清熱作用が増すので、ほてりやのぼせを改善する効果が高まります。

ごぼう：食物繊維の豊富な根菜類を合わせると、便通の改善効果がアップします。

属性：**寒性・甘苦味・春**

作用：**滋養作用・弛緩作用・清熱作用・燥湿堅化作用・補肝作用・補腎作用**

このタイプにおすすめ!：**陰虚タイプ・腎虚タイプ**

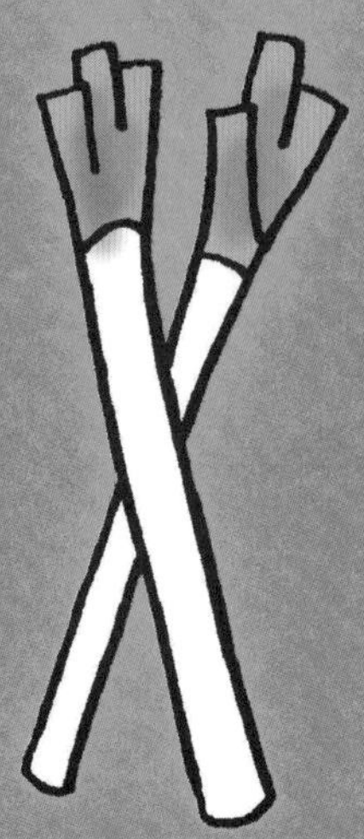

9 ねぎ

●元気になる器官：脾・肺

●この不調に効く!
肌荒れ・乾燥肌・がん（予防）・疲労・イライラ・不眠・免疫力の低下・ドロドロ血液・動脈硬化（予防）・高血圧（予防）・食欲不振・胃腸機能の低下

✣効能・効果

体を温める温熱作用とそれにより体中から悪いものを追い出すために汗をかかせる発汗作用があるので、体調を回復させる効果があります。

βカロテンやビタミンC、ビタミンB_1、ビタミンB_2、ビタミンE、カルシウム、リンが豊富で、美肌効果やがんの予防、疲労回復、イライラや不眠の改善にも効果的です。

辛味成分の硫化アリルには、免疫力アップや血液をサラサラにして動脈硬化や高血圧を予防する効果もあります。

脾の働きを元気にするので、食欲不振や胃腸が弱っているときに積極的に食べたい食材です。

✣養生法

栄養素は緑の部分が多いので、薬味などで毎日食べていただきたい食材です。胃腸機能の低下や動脈硬化、高血圧を改善したい場合は、硫化アリルを多く含む白い部分を生のまま（白髪ねぎなど）食べるのが良いでしょう。

✣豆知識

ねぎに含まれるリンは、カルシウムの吸収を妨げるので注意してください。

✣相性のいい食材

シショウガ・しそ：温性の食材と合わせると、体を温める温熱作用や発汗作用がより高まるので、冷え性の方や風邪ぎみの方におすすめです。

イカ・エビ・タコ：タウリンを豊富に含む食材と合わせると、エネルギー補充の働きが高まり、疲労の回復に効果的です。汁物にすると、栄養を余すところなく摂ることができるのでおすすめです。

豚肉：硫化アリルはビタミン B_1 の吸収率を高めるので、ビタミン B_1 を豊富に含む食材を合わせると、疲労回復の効果が高まります。

属性：**温性・辛味・冬**
作用：**発散作用・運行作用・温熱作用・発汗作用・補脾作用**
このタイプにおすすめ!：**脾虚タイプ・陽虚タイプ・瘀血タイプ**

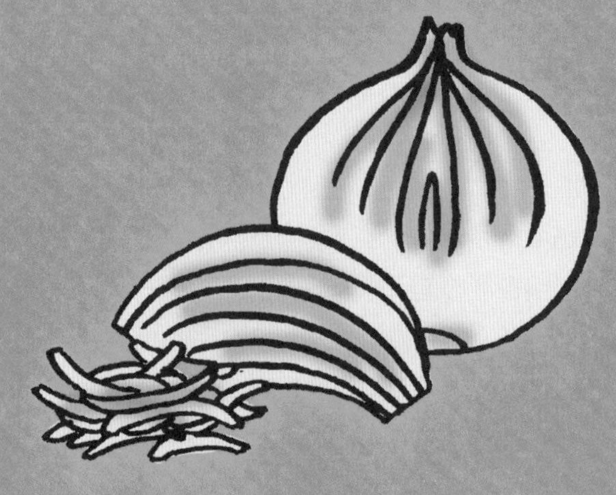

10 たまねぎ

●元気になる器官：脾・心・肺

●この不調に効く!
冷え性・免疫力の低下・ドロドロ血液・動脈硬化（予防）・高血圧（予防）・胃もたれ・食欲不振・胃腸機能の低下・疲労

✣効能・効果

体を温め、「気」と「血」を補って巡りも良くするとても優秀な食材です。辛味は硫化アリルによるもので、免疫力アップや血液をサラサラにして動脈硬化を予防し、新陳代謝の促す効果があります。

豊富なカリウムには高血圧の予防効果があり、さらに、消化を助ける働きもあります。

脾の働きを元気にするので、食欲不振や胃腸が弱っているときにも積極的に食べると良いでしょう。

✢養生法

辛味の強い生のまま食べると、免疫力アップや血液をサラサラにする効果が高いので、極度の疲労や病的な体力消耗のある方、呼吸器系が脆弱な方は、サラダや酢漬けにして食べると良いでしょう。

火を通して食べると消化促進や脾の働きを元気にする作用が高まるので、食欲不振の方や痩せやすい方は、スープや炒め物などにして食べてください。

✢豆知識

水に晒しすぎると辛みは弱くなりますが、硫化アリルが流れてしまい血液をサラサラにする作用が弱まるので、注意してください。生でも甘い新たまねぎ以外は、汁物などで食べるのがおすすめです。

✢相性のいい食材

黒酢・米酢・レモン：クエン酸を含む食材を合わせると、動脈硬化の予防や血液をサラサラにする作用がさらに高まります。

米・さつまいも・じゃがいも：脾の働きを元気にする食材と合わせると、消化吸収率がより高まります。特に、食欲不振や痩せやすい方におすすめです。

豚肉：硫化アリルはビタミン B_1 の吸収率を高めるので、ビタミン B_1 を豊富に含む食材を合わせると、疲労回復の効果が高まります。

属性：**温性・甘辛味・春・秋**

作用：**滋養作用・弛緩作用・発散作用・運行作用・補気作用・補血作用・理気作用・駆瘀血作用・補脾作用**

このタイプにおすすめ!：**気滞タイプ・瘀血タイプ**

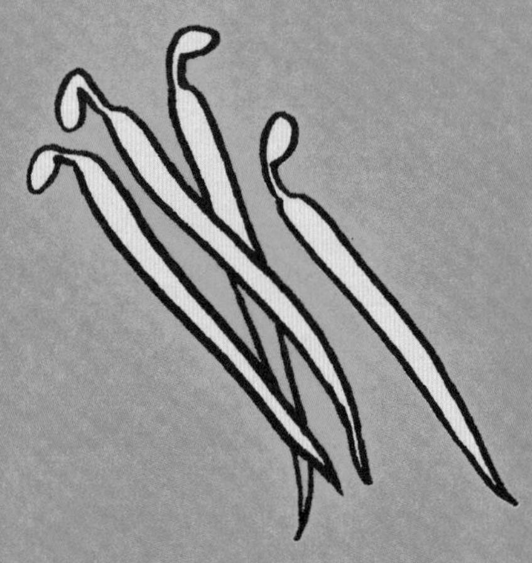

11 もやし

●元気になる器官：脾・心

●この不調に効く!
ほてり・のぼせ・むくみ・高コレステロール・肥満・便秘・肌荒れ

✣効能・効果

一般家庭で食べられているもやしは、基本的に豆を発芽させたもので、主に緑豆、大豆、黒豆があり、それぞれ効果が違います。

①緑豆は、清熱作用があり、体の余剰な熱を冷まし、ほてりやのぼせを改善します。

②大豆は、利尿作用があり、むくみを取ります。

③黒豆は、サポニンの働きでコレステロール値を改善します。

どの種類のもやしも、カロリーが低く、不溶性食物繊維やビタミンCが豊富なので、ダイエット、便通や肌荒れの改善にも効果があります。

✣養生法

寒性なので、食べすぎるとお腹を冷やすことがあります。温かい鍋物や汁物などにして食べるのが良いでしょう。油で炒めると便通改善の効果がアップします。

✣豆知識

シャキッとした食感を残したいときは、火をさっと通す程度がおすすめです。

もやしのひげ根にも食物繊維が含まれているので、ひげ根は取り除かずにそのまま食べましょう。

✣相性のいい食材

わかめ・昆布：もやしの効能のほぼすべてを引き上げてくれます。清熱作用を高め、むくみを取るうえ、ミネラルを補うことができます。

属性：**寒性・甘味・通年**
作用：**滋養作用・弛緩作用・清熱作用・利尿作用**
このタイプにおすすめ!：**水滞（痰湿）タイプ**

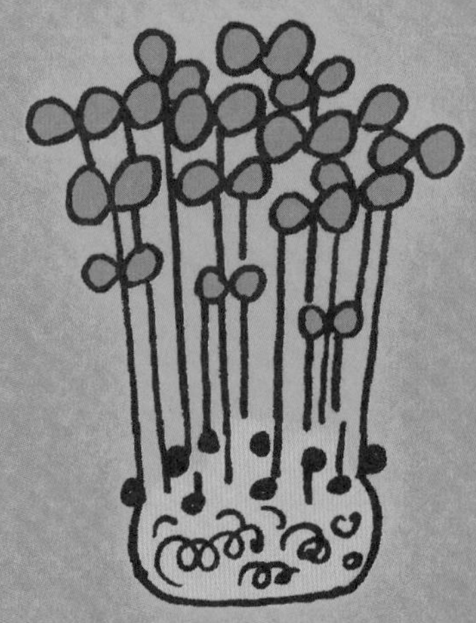

12 豆 苗

- 元気になる器官：脾・肝
- この不調に効く！
免疫力の低下・がん（予防）・肌荒れ・乾燥肌・胃腸機能の低下・肝機能の低下・下痢・軟便・高コレステロール・眼精疲労・疲労

✣効能・効果

βカロテンやビタミンC、ビタミンKなどが含まれるため、免疫力アップや抗酸化作用が極めて高い栄養素の宝庫です。がん予防や美肌効果があります。

脾と肝の働きを元気にすることで、消化吸収や整腸作用に優れており、下痢や軟便、コレステロール値、目の機能（眼精疲労やかすみ目など）の改善、疲労回復にも効果があります。

「水」を補い、肌を潤す補陰作用もあるため、慢性的な乾燥肌にお悩みの方におすすめです。

✣養生法

肝の働きを元気にするので、スマートフォンやパソコンをよく使い目を酷使する方は、炒め物などにして食べると良いでしょう。

✣豆知識

根っこを水につけ、１日１回水を換えると芽が伸びてくるので、１度買うと数回食べることができます。

✣相性のいい食材

エビ・イカ・しじみ：魚介類を合わせると、肝の働きを元気にする力が高まり、コレステロール値や目の機能の改善、疲労回復に効果があります。油で炒めると、各々の栄養の吸収がさらに高まります。

属性：**寒性・甘味・春**
作用：**滋養作用・弛緩作用・抗酸化作用・補脾作用・補肝作用・整腸作用・補陰作用**
このタイプにおすすめ!：**脾虚タイプ**

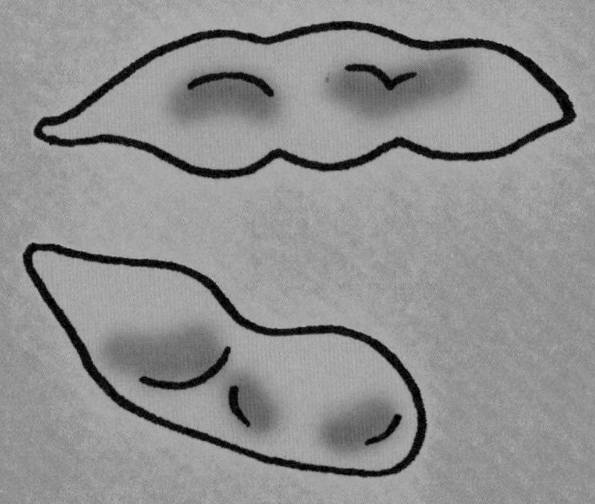

13 枝　豆

●元気になる器官：胃・大腸・脾

●この不調に効く!

便秘・疲労・高血圧（予防）・イライラ・肝機能の低下・二日酔い（予防）

✣効能・効果

不溶性食物繊維（ヘミセルロース）やタンパク質、カリウムが豊富で、便通の改善や疲労回復、高血圧予防に効果があります。野菜の中ではカルシウムが豊富なので、イライラの改善にも繋がります。

脾の働きを元気にし、「気」を補い、血液の流れを良くすることに優れており、疲労回復や肝機能の改善などにも効果的です。

枝豆に含まれるメチオニンと呼ばれる成分は、アルコールを分解する力があるため、ビール（アルコール類）と一緒に摂ると二日酔い予防になります。

✣養生法

タンパク質が豊富なので、慢性疲労や虚弱な体質の方は積極的に食べると良いでしょう。不溶性食物繊維（ヘミセルロース）を含むので、便秘がちのときに食べると、便通が改善されます。

✣豆知識

すぐに傷むので、保存するときは、やや固めに茹でて皮ごと冷凍しましょう。

✣相性のいい食材

豚肉：ビタミン B_1 が豊富な食材を合わせると、タンパク質による疲労回復の効果が高まります。

豆腐：大豆商品を合わせると、枝豆の全部の効能が高まるのでおすすめです。特に､豆腐と一緒に食べると清熱作用により、のぼせやほてりを取る効果が高まります。

属性：**平性・甘味・夏**
作用：**滋養作用・弛緩作用・補脾作用・補気作用**
このタイプにおすすめ!：**脾虚タイプ**

14 オクラ

●元気になる器官：肺・肝・胃

●この不調に効く!
がん（予防）・疲労・肌荒れ・乾燥肌・便秘・イライラ・血糖スパイク・ほてり・のぼせ

✣効能・効果

βカロテンやビタミンB_1、ビタミンC、水溶性食物繊維、カルシウムなどが豊富な食材です。

がん予防効果に期待が寄せられているほか、清熱作用によるほてりやのぼせの改善、疲労回復、美肌効果、便通やイライラの改善など、さまざまな効果があります。

特有のネバネバ成分が、血糖値の上昇（血糖スパイク）を抑えたり、タンパク質の吸収率を高めることで、滋養強壮や体力回復の効果を高めます。

✢養生法

水溶性食物繊維とビタミンB_1を含むので、便秘がちで、慢性疲労や虚弱体質の方は、積極的に食べると良いでしょう。

涼性のためほてりやのぼせにも効果がありますが、冷え性の方や軟便がちの方は食べすぎに注意してください。

✢豆知識

水に晒しすぎるとオクラの栄養素（ビタミン類など）が流れ出てしまいます。茹でるときは、1分以内にすると良いでしょう。電子レンジで加熱するのもおすすめです。

✢相性のいい食材

大豆・豚肉：タンパク質やビタミンB_1が豊富な肉類や豆類を合わせると、疲労回復の効果が高まります。

納豆・山芋：ネバネバ系の食材を合わせると、便通の改善により効果的です。

属性：**涼性・辛苦味・夏**
作用：**発散作用・運行作用・清熱作用・燥湿堅化作用**
このタイプにおすすめ！：**脾虚タイプ・肺気虚タイプ**

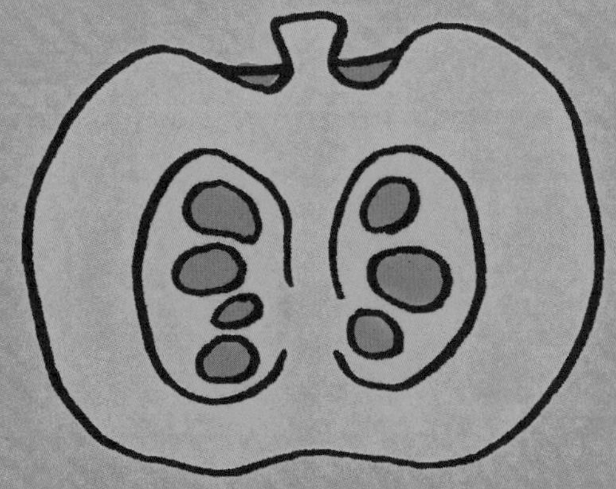

15 かぼちゃ

●元気になる器官：脾

●この不調に効く!
便秘・免疫力の低下・感染症（予防）・がん（予防）・糖尿病・高血糖値・胃腸機能の低下・疲労・冷え性

✣効能・効果

水溶性食物繊維と不溶性食物繊維が豊富で、便通の改善に効果的です。βカロテンによる抗酸化作用で、免疫力の向上、感染症やがんの予防に効果があります。ビタミンCやビタミンEも豊富で、まさに抗酸化食材と言えます。インシュリンの分泌を高めるコバルトという成分も含んでおり、糖尿病の改善にも効果があります。

「気」を補うことで胃腸機能を改善するので、疲れている方や胃腸が弱い方におすすめです。

✣養生法

温性なので、冷房で体が冷え切ることによって生じる倦怠感や体の冷えを改善するために、毎日食べると良いでしょう。

✣豆知識

抗酸化作用をもつβカロテンは皮に多く含まれるため、煮物などにして皮ごと食べるのがおすすめです。一般に色の濃いものほど栄養価が高いと言われています。

✣相性のいい食材

さつまいも・米：補気作用をもつ食材と合わせると、「気」を補う作用がアップし、胃腸機能を改善する効果が高まります。

属性：**温性・甘味・夏**
作用：**滋養作用・弛緩作用・抗酸化作用・補気作用**
このタイプにおすすめ!：**脾虚タイプ**

かぼちゃと鶏肉のあんかけ

かぼちゃと鶏肉は、どちらも体を温める食材です。胃腸にも優しいので、体が冷えているときなどにご飯にかけて食べると元気が出ます。疲れているときには、少しだけ味付けを濃くしても良いでしょう。

材料／3~4人分

- カボチャ……200g
- 塩・酒……少々
- サラダ油……大さじ1
- ショウガ・ニンニク……少量
- 煮汁（だし汁1カップ、酒・みりん各大さじ1、しょう油小さじ1）
- 葛粉または片栗粉……小さじ2（同じ分量の水で溶かしておく）

作り方

❶カボチャはタネとワタを抜き、2～3センチほどの厚さのくし形にカットする
❷塩と酒を❶に振って、やわらかく蒸す（レンジで蒸してもOK）
❸鍋でショウガとニンニクを先に炒め、再び火にかけてから鳥ひき肉を加えて水分が飛ぶまでよく炒める
❹煮汁を加え、弱火でじっくり煮てから水溶き葛粉（または片栗粉）を入れてとろみをつけると完成

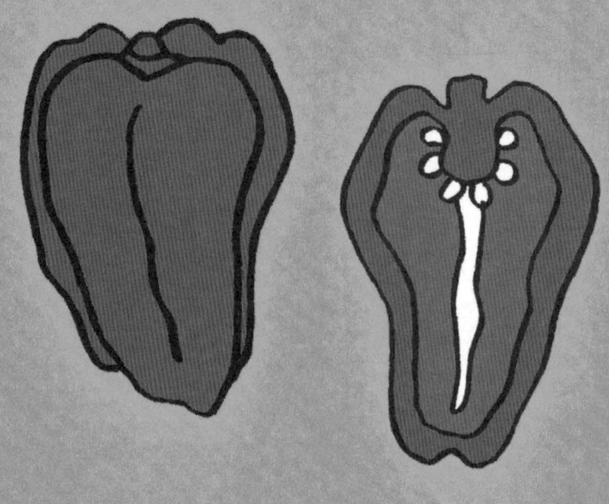

16 ピーマン

●元気になる器官：心・脾

●この不調に効く!
高血圧・免疫力の低下・風邪（予防）・がん（予防）・老化・胃腸機能の低下・精神の不安定・イライラ

✣効能・効果

高血圧に効果のあるカリウムやβカロテン、ビタミンCなどを多く含む栄養価の高い優れた食材です。抗酸化作用や免疫力を上げる効果が高く、風邪からがんの予防、アンチエイジングまで幅広い効果が期待できます。

ピーマンの苦味（クエルシトリンという渋み成分にピーマンの香気成分が加わり苦味に感じる）は、五臓の心の働きを元気にします。

脾の働きを元気にして「気」を補うので、胃腸機能を改善する食材としても優秀です。消化器系が弱く、メンタルの不調を感じている方には特におすすめです。

✣養生法

心の落ち込みやイライラを鎮める力（メンタルをケアする養心安神作用）があるので、落ち込みやすい時期やイライラしたときには、積極的に食べるのが良いでしょう。

豊富なβカロテンは、油で調理すると吸収率が高まるため、生食ではなく油を使って調理したほうが良いです。

✣豆知識

パプリカやピーマンの鮮やかな色には、それぞれ特有の抗酸化作用があります。黄色はビタミンCを多く含むので美肌効果がより高く、赤色は抗酸化作用がより高いので、免疫力アップやがん予防の効果が高まります。オレンジは、ビタミンCやビタミンEが多く、抗酸化作用も含まれるため、アンチエイジングに効果的です。

✣相性のいい食材

にんにく・ニラ：香りの強い食材と合わせると、心と肝の働きを元気にする効果がさらに高まり、精神不安定の改善により効果的です。

鶏肉：ピーマンに含まれるビタミンCが、手羽肉や皮の部位に含まれるコラーゲンの吸収を上げるので、美肌効果がアップします。

属性：**平性・甘辛味・夏**
作用：**滋養作用・弛緩作用・発散作用・運行作用・抗酸化作用・強心作用・補脾作用・補気作用・安心養神作用**
このタイプにおすすめ!：**脾虚タイプ**

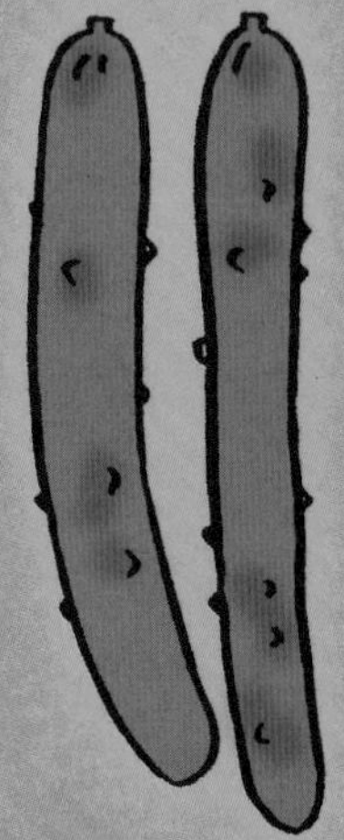

17 きゅうり

●元気になる器官：脾・大腸

●この不調に効く!
むくみ・ほてり・のぼせ・免疫力の低下・高血圧・動脈硬化

✣効能・効果

ほぼすべてが水分で構成されています（95%）が、利尿作用によるむくみの改善、涼性によるほてりやのぼせの改善効果が優れています。発熱時や夏時期にはとても有効な食材です。

βカロテンとカリウムが豊富なので、抗酸化作用による免疫力アップや高血圧、動脈硬化の改善にも効果的です。

✣養生法

きゅうりは生で食べることが多いですが、涼性なので体を冷やす力が強いです。冷え性の方は炒める・煮るなど熱調理をして食べると良いでしょう。

✢豆知識

皮にはビタミンA、ビタミンC、ビタミンKなどが豊富なので、皮ごと食べるのがおすすめです。

✢相性のいい食材

ニラ・ねぎ：駆瘀血作用をもつ食材を合わせると、高血圧の予防効果が高まります。

唐辛子：温性作用をもつ食材を合わせると、体を冷やす力が抑えられるので、冷え性の方におすすめです。

ナス・トマト：夏野菜など清熱作用をもつ食材を合わせると、効果が高まるので、夏バテ予防やのぼせ、ほてりなどに効果的です。

属性：**涼性・甘味・夏**

作用：**滋養作用・弛緩作用・利尿作用・清熱作用・抗酸化作用**

このタイプにおすすめ!：**水滞（痰湿）タイプ**

むくみスッキリ！　きゅうりともやしの卵スープ

利水作用をもつきゅうりともやしをふっくらの溶き卵と合わせてスープにすることで、 むくみを解消します!

材料／3～4人分

- きゅうり……2本
- もやし……40g（1/5 袋程度）
- ショウガ……10g
- 卵……1個
- 鶏がらスープ……1L
- 酒……大さじ2
- 塩……少々
- ごま油……適量

作り方

❶きゅうりは乱切り、ショウガは細切りにする
❷鍋に鶏がらスープとショウガを入れて火にかけ、煮立ったらもやしときゅうりを入れる
❸再度煮立ったら、溶いた卵を入れる
❹最後に酒と塩で味を整えて、ごま油を垂らして完成

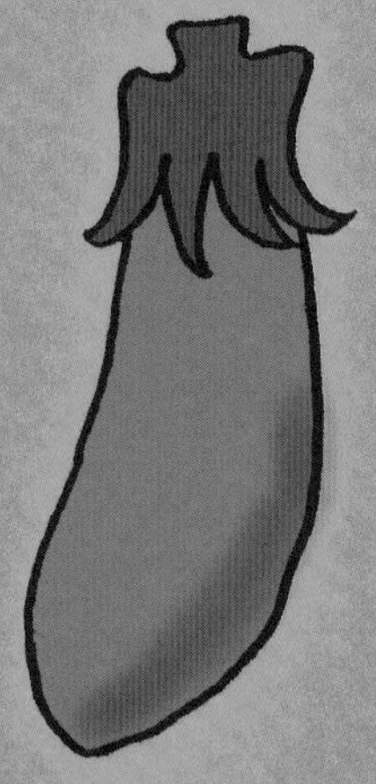

18 ナ ス

- 元気になる器官：脾・大腸
- この不調に効く!
  がん（予防）・動脈硬化（予防）・むくみ・食欲不振・高血圧（予防）

✣効能・効果

ナスの紫色は「ナスニン」（ポリフェノールの一種）と呼ばれる色素で、活性酸素を除去する抗酸化作用があり、がんや動脈硬化の予防に効果があります。

利尿作用が高く、むくみの改善や食欲のないときの食欲増進にも効果を発揮してくれます。さらにカリウムが豊富なので、高血圧の予防にも役立ちます。

脾の働きを元気にするほか、瘀血の改善と利水作用もあるので、特に動脈硬化や高血圧の予防など、生活習慣の改善に効果的です

✣養生法

胃の中の熱を冷ましながら食欲を回復させる力があるので、夏の食欲がないときに食べると良いでしょう。

油との相性が良いので、炒め物や揚げ物に向きますが、基本的には体を冷やす食材なので、冷え性の方は食べすぎないように注意してください。

✣豆知識

ナスには、さまざまな種類がありますが、中でも丸ナス（加茂なす）と白ナスには特徴的な効能があります。

丸ナスは、ナスニンが多く含まれるほか、血管を強くするコリンという成分も含まれているので、高血圧や高コレステロール値を下げる効果があります。白ナスは、食物繊維が豊富なので、便通改善の効果があります。

✣相性のいい食材

唐辛子・ショウガ：温性の食材と合わせると、冷やす力を打ち消すことができるので、冷え性の方におすすめです。

豚肉：ビタミン B_1 を含む食材を合わせると、ナスがもつ食欲増進の働きとの相乗効果で、より効果が高まります。

属性：**涼性・甘味・夏**

作用：**滋養作用・弛緩作用・抗酸化作用・利尿作用・補脾作用・駆瘀血作用・利水作用**

このタイプにおすすめ!：**脾虚タイプ**

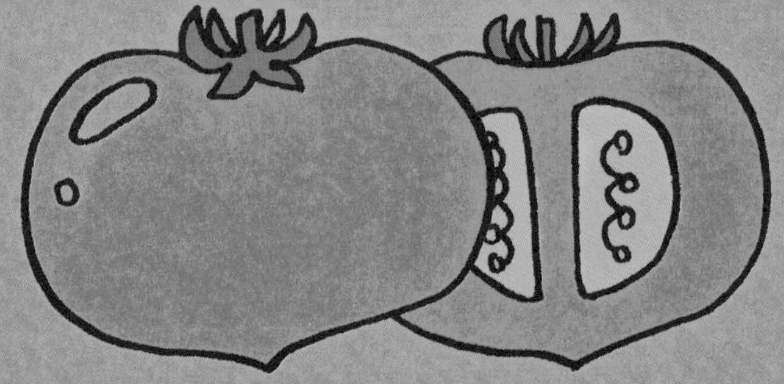

19 トマト

●元気になる器官：脾・肝
●この不調に効く!
がん（予防）・動脈硬化・肌荒れ・老化・喉の渇き・ほてり・のぼせ・食欲不振・イライラ

✣効能・効果

豊富に含まれるβカロテンや赤い色素であるリコピンには、高い抗酸化作用があり、がんの予防や動脈硬化の改善、美肌やアンチエイジング効果があります。

体の熱を取り除く清熱作用が、喉の渇きやほてりやのぼせを改善します。脾や肝の働きを元気にするので、食欲増進の効果や解毒作用を高めてイライラを改善する効果があります。

✣養生法

火を通しても、生食でも美味しくいただけますが、体を冷やす力がとても強いため、冷え性の方は食べすぎに注意しましょう。温めると体を冷やしにくくなるため、炒める・煮るなど熱調理して食べると良いでしょう。

✣豆知識

ミニトマトはビタミンCやカロテンがより豊富に含まれるので、積極的に食べたい食材です。赤色以外にも黄色やオレンジ、黒、緑があります。黄色は、酸味が少なく、甘みが強いうえ、βカロテンがより豊富に含まれます。黒色は、酸味が少なく、甘味が強いうえ、アントシアニンが含まれます。緑色は、熟しても緑色のままで、酸味が強く、熟す前のトマトに含まれるトマチジンが豊富です。動脈硬化の予防や筋力を強化する効果があります。

✣相性のいい食材

バジル・ハーブ：香り成分が「気」を巡らせる作用を高めるので、トマトの解毒作用との相乗効果により、イライラの解消により効果的です。

ナス：ほかの夏野菜と一緒に食べると、体の熱を取り除く清熱作用が高まり、夏バテやのぼせ、ほてりなどに効果的です。

属性：**寒性・甘酸味・夏**

作用：**滋養作用・弛緩作用・収斂作用・固渋作用・抗酸化作用・清熱作用・補脾作用・補肝作用・解毒作用**

このタイプにおすすめ！：**肝鬱気滞タイプ・脾虚タイプ**

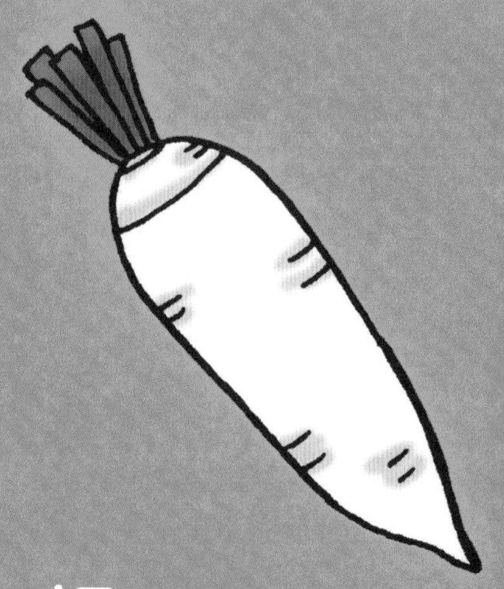

20 大 根

●元気になる器官：脾・肺

●この不調に効く!
ほてり・胃もたれ・消化不良・食欲不振・吐き気・胃腸機能の低下・むくみ・空咳・喘息・喉の炎症・呼吸器の炎症

効能・効果

清熱作用が高く、過剰な熱を冷ますため、体のほてりなどが改善されます。消化酵素（アミラーゼ）が豊富で、胃もたれや消化不良、食欲不振、吐き気などにも効果的です。利尿作用にも優れ、むくみの改善にも効果があります。

肺に潤いをつけるので、「水」が不足することによって生じる空咳や気管支炎、喘息発作など、喉や呼吸器に炎症がある陰虚タイプの方は、積極的に食べたい食材です。

✣養生法

葉にもビタミンCが豊富に含まれるため、丸ごと食べると良いでしょう。

すりおろすことで消化促進の効果が高まります。消化しにくい食材（牛肉など）と合わせると消化を促すので、胃もたれや消化不良を予防します。

✣豆知識

葉の近くは最も甘味が強いので、サラダや大根おろしなどの生食、真ん中は甘味があり加熱すると柔らかくなるので、煮物やおでんなど、先の細くなった部分は辛みが強いので、漬物や辛い大根おろしとして食べるとよりおいしくいただけます。

✣相性のいい食材

トマト：清熱作用をもつ食材を合わせると、さらに効果が上がります。ただし、冷え性の方は控えてください。

さつまいも・じゃがいも：補気健脾作用をもつ食材を合わせると、さらに胃腸機能を改善します。

白菜・柚子：肺に潤いをつける食材を合わせると、空咳などの改善に効果的です。

属性：**涼性・甘辛味・夏・冬**
作用：**滋養作用・弛緩作用・発散作用・運行作用・清熱作用・利尿作用**
このタイプにおすすめ!：**脾虚タイプ・肺気虚タイプ・陰虚タイプ?**

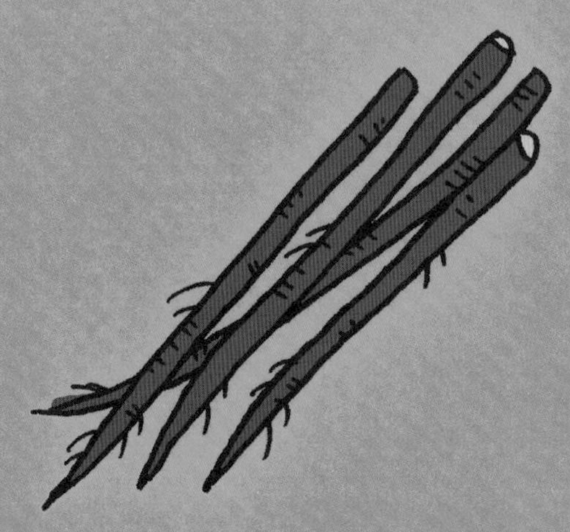

21 ごぼう

- 元気になる器官：脾・肺
- この不調に効く!
  便秘・高コレステロール・ドロドロ血液・動脈硬化（予防）・発熱・慢性的な炎症（皮膚炎・腸炎など）・ほてり・のぼせ

✢効能・効果

水溶性食物繊維（イヌリン）と不溶性食物繊維（リグニンやヘミセルロース）がとても豊富で、整腸作用の高い食材です。慢性的な便秘の改善やコレステロール値の改善にも効果があります。サポニンやクロロゲン酸の抗酸化作用によって血液をサラサラにするので、動脈硬化の予防にも効果があります。

体の余剰な熱や首や肩などのこわばりを取り除く発汗作用や清熱作用、炎症を抑える働きが高いため、発熱時の解熱や慢性的な炎症にも効果があります。皮膚炎や腸内の炎症などを抱えている方は、積極的に食べたい食材です。

✣養生法

不溶性食物繊維のリグニンは、ミネラルの吸収を抑えてしまうため、ミネラルの多い食材（しめじやわかめなど）と一緒に食べないほうが良いでしょう。

寒性なので食べすぎると下痢を引き起こすことがあります。注意してください。

✣豆知識

種は牛蒡子（ごぼうし）と呼ばれ、体を清熱するため、ほてりやのぼせ、乳腺炎などの炎症を改善する生薬としても用いられます。

✣相性のいい食材

くるみ・ごま：油分の多い食材を合わせると、整腸作用がアップし、便秘の改善に効果的です。

唐辛子・ショウガ：温性の食材と合わせると、体を冷やす力を抑えられるので、冷え性の方におすすめです。

属性：**寒性・辛苦味・冬〜春**

作用：**発散作用・運行作用・清熱作用・燥湿堅化作用・整腸作用・抗酸化作用・発汗作用**

このタイプにおすすめ!：**瘀血（血熱）タイプ**

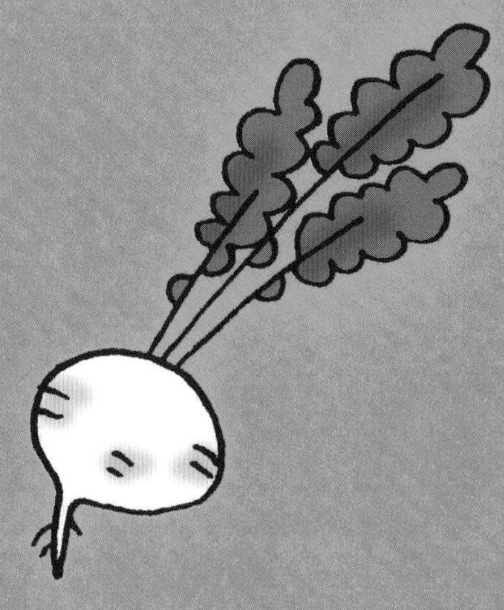

22 か　ぶ

●元気になる器官：脾・肝・腎
●この不調に効く!
便秘・イライラ・頭痛・高血圧（予防）・胃腸機能の低下

効能・効果

消化酵素（アミラーゼ）が豊富なので、整腸作用に優れ、便秘を改善します。さらに、精神を安定させる鎮静作用があるので、イライラや頭痛の改善にも効果があります。

カリウムが豊富なため、高血圧の予防にも効果的です。胃腸機能の改善と「気」を巡らせる理気作用に優れており、甘味・辛味・苦味を合わせもつ食材なので、ストレスが多く、胃腸が弱っている方は、積極的に食べるといいでしょう。

養生法

頭に上ってしまった「気」を下げ、イライラや頭痛を緩和するので、冬から春の季節の変わり目に食べると良いでしょう。イライラなどからくるストレス性の便秘の場合は、積極的に食べてください。

✣豆知識

かぶの主要な栄養素は、熱によって減弱するものが少ないので、火を通しても大丈夫です。また、ぬか漬けなどにするとぬか（発酵）の効果でさらに整腸作用が高まります。

✣相性のいい食材

大根・ごぼう：整腸作用をもつ食材や水溶性食物繊維（セルロース）が豊富な食材と合わせると、便秘の改善効果が高まります。

属性：**平性・甘辛苦味・春・冬**
作用：**滋養作用・弛緩作用・発散作用・運行作用・清熱作用・燥湿堅化作用・整腸作用・鎮静作用・理気作用・**
このタイプにおすすめ!：**脾虚タイプ・肝鬱気滞タイプ**

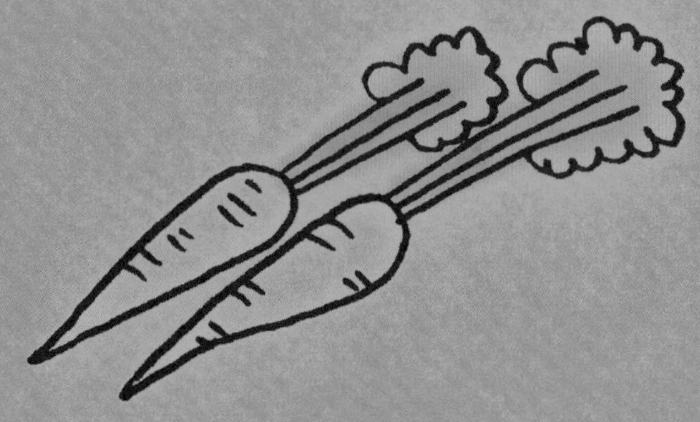

23 ニンジン

●元気になる器官：脾・肺・肝
●この不調に効く!
免疫力の低下・感染症（予防）・がん（予防）・老化・骨粗鬆症・高血圧（予防）・生活習慣病（予防）

✣効能・効果

効能がとても多く、優れた食材です。βカロテンが豊富で、抗酸化作用による免疫力アップ、感染症やがんの予防、アンチエイジングの食材としておすすめです。カルシウムやカリウムも豊富なため、骨粗鬆症や高血圧など、生活習慣病の予防にも効果があります。

脾や肺の働きを元気にして、「気」と「血」を補い、肝の働きも元気にするので、理気作用が特に優れています。そのため、胃腸系が弱く、感染症によくかかるような虚弱体質の方におすすめです。

✣養生法

独特の香りがありますが､酸味で香りを和らげることができます。サラダなどにして生で食べる場合は、切ったニンジンを塩もみして水気を切り、酢を加えてください。酸味により、甘味が強く感じられるようになります。酢以外にも、レモン汁などの柑橘類やヨーグルト、梅干しとの相性が良いです。

✣豆知識

ニンジンよりも小さいベビーキャロット（ミニキャロット）や、赤くて細長い金時ニンジン(京にんじん)などがあります。ミニキャロットは､ニンジンの独特な香りがなく､甘味が強いのが特徴です。栄養価は普通のニンジンとあまり変わりません。金時にんじんも独特の香りがなく、甘味が強いです。βカロテンが少ない代わりにリコピンが含まれるので、抗酸化作用が強い特徴があります。

✣相性のいい食材

レーズン・プルーン：肝の働きを元気にし､「血」を増やす食材と合わせると、貧血などの改善効果が上がります。

豚肉：ビタミンB_1が豊富な食材と合わせると、疲労回復の効果が高まります。

属性：**平性・甘味・春～初夏、冬**
作用：**滋養作用・弛緩作用・抗酸化作用・補脾作用・補気作用・補血作用・補肝作用・理気作用**
このタイプにおすすめ!：**脾虚タイプ・肺気虚タイプ**

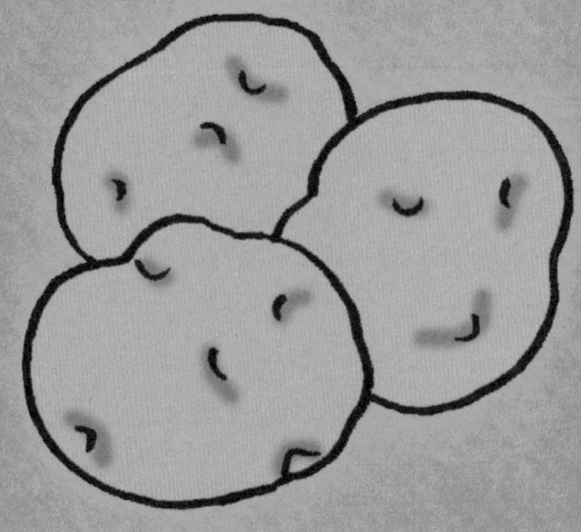

24 じゃがいも

●元気になる器官：脾・大腸

●この不調に効く!
高血圧（予防）・風邪（予防）・免疫力の低下・肌荒れ・体力の低下・胃腸機能の低下・食欲不振

✢効能・効果

カリウムがとても豊富で、高血圧の予防に効果的です。また、豊富なビタミンCが、風邪の予防や免疫力のアップ、美肌効果をもたらします。

脾の「気」を補うことで、体力回復に効果があり、胃腸系を丈夫にして、労（いた）わります。脾が弱く食欲不振の方や元気が出ないという方は、積極的に食べたい食材です。

✢養生法

水溶性のビタミンCが豊富なので、カレーやポトフなど汁物にして食べると効率的に栄養が取ることができるので良いでしょう。

✣豆知識

日本でポピュラーに流通しているじゃがいもの品種は、主に男爵いもやメークインです。栄養素に大きな違いはありませんが、男爵は煮崩れしやすい、メークインは煮崩れしにくいという特徴があるので、料理をする際には特徴を考えて購入すると良いでしょう。

✣相性のいい食材

たまねぎ・かぶ：消化酵素（アミラーゼ）が豊富な食材と炒めると、食欲増進の効果が高まります。

ニラ・セロリ：香味野菜でカリウムを豊富に含む食材と合わせると、イライラや血圧の上昇が抑えられます。

属性：**平性・甘味・春〜初夏**

作用：**滋養作用・弛緩作用・補気健脾作用**

このタイプにおすすめ!：**脾虚タイプ・気虚タイプ**

風邪が早く治る！　じゃがいもとしめじの千切り炒め

風邪をひいて食欲がなく体力が低下したとき…脾の働きを元気にするじゃがいもと免疫力をUPさせるしめじの相性が抜群!　じゃがいもは細く千切りにして柔らかくなるまで炒めて食べましょう。

材料／3~4人分

- じゃがいも……3個
- しめじ（ほかのきのこでもOK）……1パック
- 油……大さじ1
- 水……大さじ2
- 塩・胡椒……適量
- オイスターソース（お好みで）……小さじ1～2

作り方

❶フライパンに油をひき、じゃがいもとしめじをよく炒める
❷塩・胡椒・水を加え、じゃがいもがしんなりするまで炒める
❸オイスターソースを加える場合は、さらに同量の水を一緒に加える
❹味が馴染んだら完成!

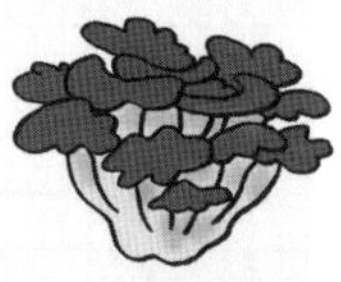

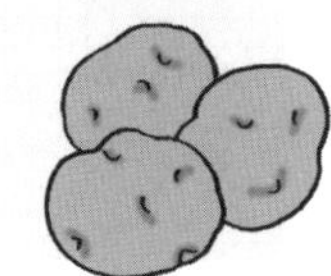

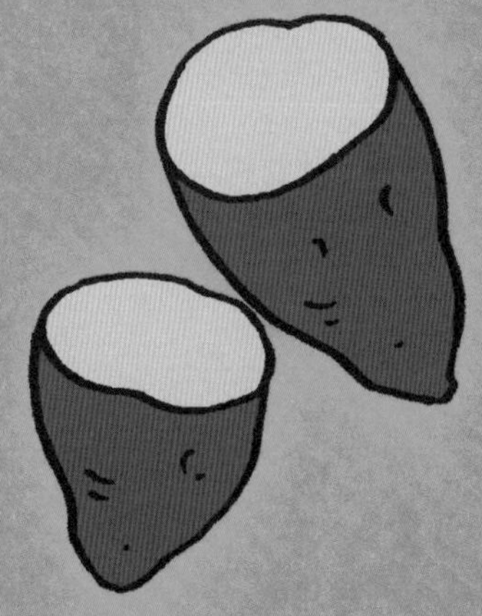

25 さつまいも

●元気になる器官：脾・腎

●この不調に効く!
高血圧・便秘・胃腸機能の低下・血行不良・肌荒れ・風邪（予防）・動脈硬化（予防）

✣効能・効果

カリウムが多く含まれているので、高血圧傾向の方におすすめです。水溶性食物繊維も豊富なため、便通の改善にも効果があります。脾の働きを元気にするので、「気」を巡らせ、胃腸機能を改善します。脾の働きが弱く、便秘がちな方が積極的に食べると良いでしょう。

抗酸化作用をもつビタミンCと血行を促進するビタミンEも含まれているため、肌荒れや風邪を引きやすい方の予防や改善にも効果的です。

アントシアニンやクロロゲン酸の抗酸化作用によって血液をサラサラにするので、動脈硬化の予防にも効果があります。

✣養生法

糖分が多いので、甘い味付けのものや食べすぎには注意してください。

お腹の中にガスが溜まっていたり、お腹の張りを強く感じるときは、ガスが増えてしまうため、避けるほうが良いでしょう。

✣豆知識

皮には、食物繊維やアントシアニン、クロロゲン酸などが含まれているので、皮ごと食べることをおすすめします。

✣相性のいい食材

米：「気」を補い、胃腸系の機能改善の働きがある食材を合わせると、疲労回復や便通改善に効果的です。さつまいもご飯などにして食べると良いでしょう。

ごぼう・大根：水溶性食物繊維を含む食材と一緒に汁物にすると、便通改善の効果が促進されます。

ニンジン：「気」を補う食材を合わせることで、胃腸機能をより改善します。

属性：**平性・甘味・秋**

作用：**滋養作用・弛緩作用・補脾作用・理気作用・抗酸化作用**

このタイプにおすすめ!：**脾気虚タイプ**

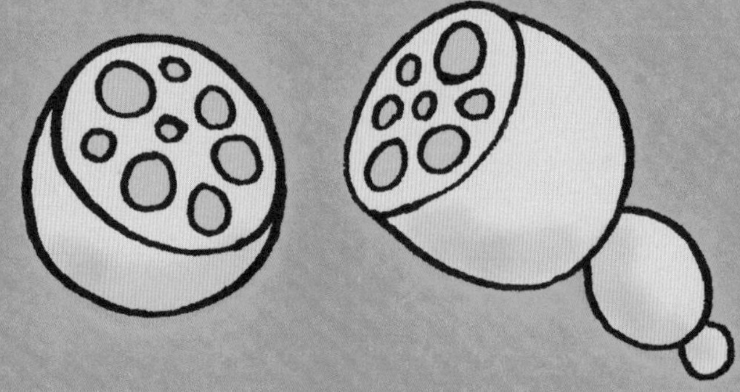

26 レンコン

- 元気になる器官：脾・心
- この不調に効く！
高血圧（予防）・動脈硬化（予防）・風邪（予防）・便秘・高コレステロール・乾燥肌・ほてり・胃腸の炎症・歯茎の炎症・喉の痛み・鼻血・呼吸器の炎症・空咳・喘息・ドロドロ血液・生活習慣病（予防）

✣効能・効果

不溶性食物繊維と水溶性食物繊維、カリウム、ビタミンCが豊富なため、高血圧や動脈硬化、風邪の予防、コレステロール値や便秘の改善に効果があります。

胃熱を冷まして体を潤す「水」を補う補陰作用により、乾燥肌や体のほてりを改善する効果もあります。胃腸に炎症が起きているとき（胃腸炎）や歯茎の炎症（歯肉炎など）、喉の痛み、鼻血などをよく引き起こす方、呼吸器の炎症（空咳や喘息）などをもつ方にもおすすめです。
瘀血を改善する作用により、血液がサラサラになるため、高血圧などの生活習慣病の予防も期待できます。

✣養生法

寒性なので食べすぎると体を冷やすことがあります。炒める・煮るなどの熱調理で食べるのが良いでしょう。

✣豆知識

とても酸化しやすいため、鉄鍋で調理すると黒く変色してしまいます。鉄鍋での調理は避けましょう。

✣相性のいい食材

ショウガ・鶏肉：温性の食材と合わせると、体を冷やす力を抑えることができます。冷え性の方におすすめです。

ねぎ・ニラ：駆瘀血作用をもつ食材と合わせると、血液がサラサラになる効果がより高まるので、高血圧の予防などに効果的です。

属性：**寒性・甘味・冬**
作用：**滋養作用・弛緩作用・補陰作用・駆瘀血作用**
このタイプにおすすめ!：**陰虚タイプ**

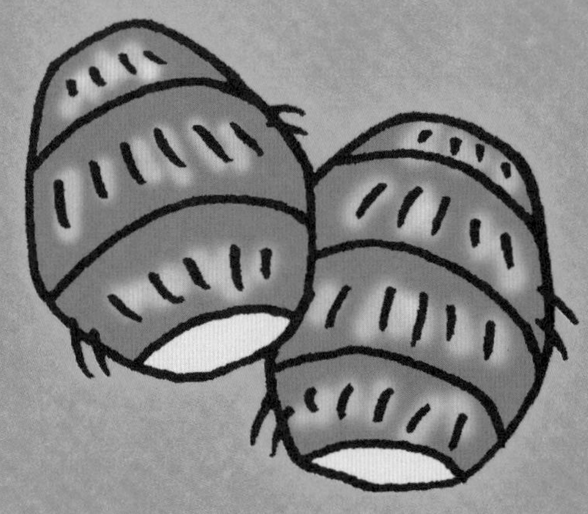

27 さといも

- 元気になる器官：脾・大腸
- この不調に効く!
  便秘（乾燥タイプ）・高血圧（予防）・疲労・高コレステロール・動脈硬化（予防）・乾燥肌・喉の乾燥・体の乾燥・ほてり・生活習慣病・生理痛

✣効能・効果

水溶性食物繊維とカリウムも豊富で、便秘の改善（特に乾燥タイプ）や高血圧予防、ビタミンB_1による疲労回復効果もあります。特有のぬめり成分には、コレステロール値の改善や動脈硬化の予防効果があります。腸内の粘膜保護や老廃物の除去もできる整腸作用があるので、腸内の「お掃除屋さん」と言えるでしょう。

「気」と「水」を補う働きが強いうえ、駆瘀血作用まで合わせもつとても優れた食材です。

✣養生法

「気」と「水」を強力に補い、体中にエネルギーと潤いをもたらすので、皮膚や喉、体の渇きやほてりがある方や元気のない方、瘀血傾向で生活習慣病や生理痛を強く感じる方などは、積極的に食べると良いでしょう。

✣豆知識

皮をむくとき手がかゆくなりますが、皮付きのまま水から茹でて、沸騰してから約５分後に、指先を酢で濡らしてから皮をむくと予防できます。

✣相性のいい食材

ごぼう：不溶性食物繊維が豊富な食材と一緒に食べると、便通の改善に効果があります。便通をより改善したいときは、油による便通の改善との相乗効果で、炒め物などがおすすめです。

豚肉：ビタミンB_1が豊富な食材と合わせると、体力回復効果が上がります。

属性：**平性・甘辛味・秋**

作用：**滋養作用・弛緩作用・発散作用・運行作用・整腸作用・補気作用・補陰作用・駆瘀血作用**

このタイプにおすすめ!：**瘀血タイプ**

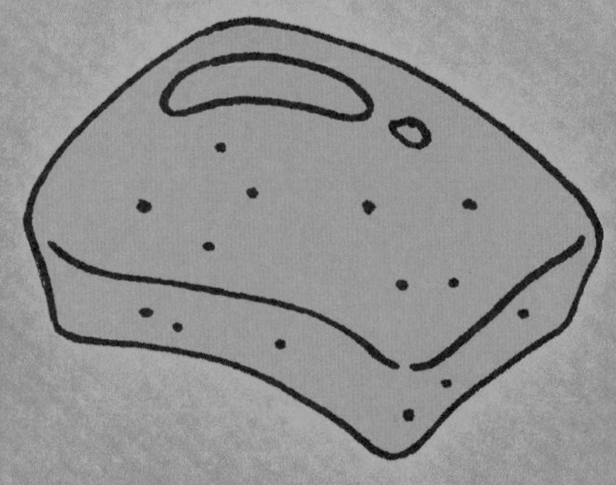

28 こんにゃく

●元気になる器官：大腸・脾・肺

●この不調に効く!
肥満・便秘・肌荒れ・生活習慣病・ドロドロ血液

✣効能・効果

特有の水溶性食物繊維「グルコマンナン」を含みます。これは、ダイエット食品やサプリで見かけることの多い成分です。整腸作用が素晴らしく「腸内のお掃除屋さん」として便秘を正し、老廃物を取り除く解毒作用（特に、大腸）を進めることで、美肌効果や生活習慣病の改善効果があります。便秘がちで、胃腸を含む腸内全般に不快感や不調を抱えている方は、積極的に食べたい食材です。

「気」や「血」を巡らせるので、血液をサラサラにすることで生活習慣病の改善もできます。

✣養生法

寒性で水溶性食物繊維がとても豊富なので、食べすぎると冷えや下痢を誘発する可能性があります。おでんや煮物など温かくして食べると良いでしょう。

✣豆知識

グルコマンナンはお腹の中で膨らむため、満腹感を感じやすくなります。食べすぎを抑えることができるので、ダイエットにおすすめの食材です。

✣相性のいい食材

ごぼう・レンコン：水溶性食物繊維の多い食材と煮物や汁物にすると整腸作用が高まり、便通改善により効果的です。

ショウガ・唐辛子：温性の食材を合わせると、体を冷やす力を抑えられるので、冷え性の方におすすめです。

ニンジン・ひじき：血液をサラサラにする作用が強まり、ドロドロ血液を改善する効果がアップします。

属性：**寒性・甘辛味・冬**

作用：**滋養作用・弛緩作用・発散作用・運行作用・整腸作用・解毒作用・理気作用・駆瘀血作用**

このタイプにおすすめ!：**脾虚タイプ・肺気虚タイプ**

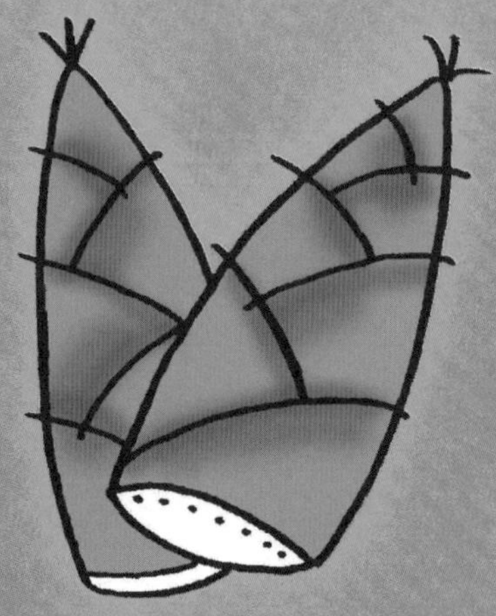

29 たけのこ

●元気になる器官：脾・大腸

●この不調に効く!
便秘・高血圧（予防）・胃腸機能の低下・胃もたれ・食欲不振・ほてり・むくみ・痰・認知症（予防）

効能・効果

水溶性食物繊維（セルロース・リグニン）が豊富で、便通の改善が期待できます。カリウムを多く含むので高血圧の予防、独特の香りが胃の働きを活発にする芳香性健胃作用があるため、暴飲暴食による胃もたれの改善や食欲増進に効果的です。清熱作用と利尿作用が高く、ほてりがあり、むくみがちで痰がよく出る方におすすめです。

近年の研究で、断面に見える白い粉（チロシン）は、認知症予防の効果があるとわかっています。白い粉は洗い流さずに食べるほうが良いでしょう。

✣養生法

寒性のため、冷え性の方は食べすぎに注意しましょう。煮物や炒め物など熱調理をして食べるのが良いでしょう。

✣豆知識

掘ってから時間が経つほどエグみがでるので、生食したい方は掘ってすぐに食べてください。

✣相性のいい食材

ごぼう・レンコン：不溶性食物繊維が豊富な食材と一緒に油で炒めると便通の改善に効果があります。

イワシ：脳の働きを活性化するDHAやEPAを含む青魚などと合わせると、認知症予防の効果が高まります。

属性：**寒性・甘微苦味・春**

作用：**滋養作用・弛緩作用・清熱作用・燥湿堅化作用・芳香性健胃作用・利尿作用**

このタイプにおすすめ!：**脾虚タイプ・水滞（痰湿）タイプ**

むくみ＆便通を改善！　たけのことごぼうの炊き込みご飯

たけのこには利尿効果があり、体内のむくみと余剰なほてりを改善します。また、食物繊維が豊富なので便通の改善にも効果があります。同じく食物繊維豊富でほてりを改善するごぼうと一緒に炊き込みご飯にすれば、むくみと便通が改善される体スッキリご飯になります。

材料／3～4人分

- 米……300g（2合）
- たけのこ……120g
- ごぼう……50g
- 【A】
  - 出汁……120g
  - 薄口醤油……20g
  - みりん……大さじ1
  - 酒……大さじ1

作り方

❶たけのことごぼうは、短冊薄切りに切る

❷【A】の調味料を煮立てて、❶を加えて味をなじませる

❸❷が冷えたら具と汁を分け、研いだ米に汁を入れ、2合の線まで水を入れてから❷の具を加えて炊く

❹炊き上がったら、米をかき混ぜて完成

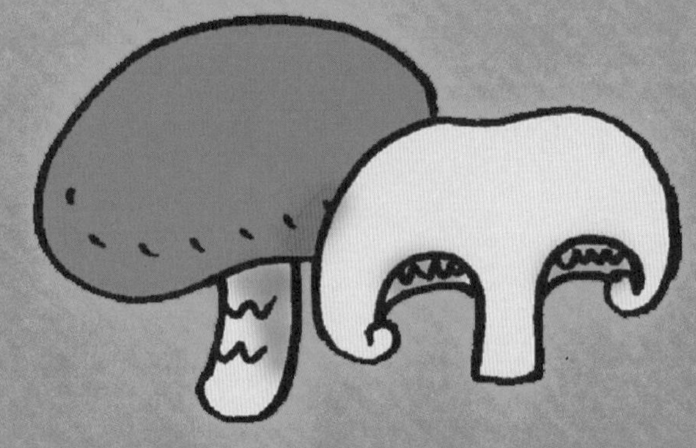

30 シイタケ

●元気になる器官：脾・肝

●この不調に効く!
がん（予防）・便秘・高コレステロール・高血圧（予防）・食欲不振・疲労・骨粗鬆症（予防）

✣効能・効果

がん予防に効果があるとされるβグルカンを含み、豊富な不溶性食物繊維が便通やコレステロール値の改善、カリウムなどの豊富なミネラルによる高血圧の予防など、さまざまな効果があります。

脾の働きを元気にすることで食欲を増進し、肝の働きを元気にすることと相まって「気」や「血」の生成を促します。

特有成分のエリタデニンは、コレステロール値の改善や血液がサラサラになるので、生活習慣病を予防します。瘀血を改善するので、生活習慣が乱れてお通じが悪く、疲れがとれないという方におすすめです。

✣養生法

高温で調理すると旨味と栄養が弱まるので、できれば60～70度程度の温度で短めに火を通すのが良いでしょう。

日に当てて干し、干しシイタケにするとエルゴステリンという成分が、ビタミンDに変わるので、カルシウムの吸収率を高める作用が生まれ、骨粗鬆症の予防なども期待できます。

✣豆知識

干しシイタケを水で戻すと戻し汁が残りますが、戻し汁にも栄養素がたくさん含まれているので、捨てずに出汁として使いましょう。

✣相性のいい食材

小魚・チーズ：カルシウムを豊富に含む食材と干しシイタケを合わせると、カルシウムの吸収率が高まります。

ニンジン：βカロテンを豊富に含む食材と合わせると、免疫力アップやがん予防の効果が高まります。

属性：**平性・甘味・春・秋**

作用：**滋養作用・弛緩作用・補脾作用・補肝作用・補気作用・補血作用・駆瘀血作用**

このタイプにおすすめ!：**瘀血タイプ**

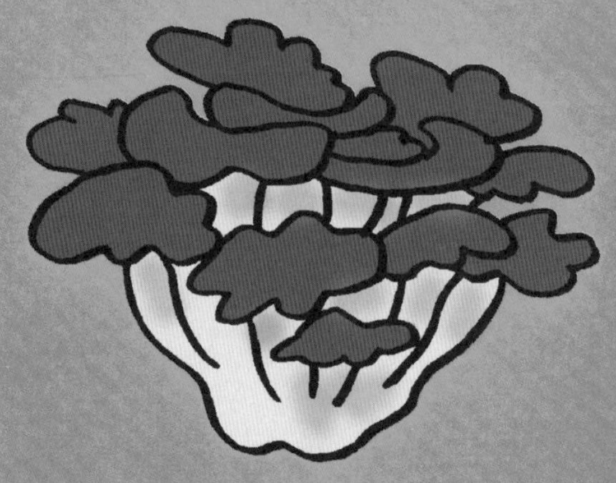

31 まいたけ

●元気になる器官：脾・肺

●この不調に効く!
がん（予防）・高血圧（予防）・動脈硬化（予防）・便秘・疲労・肌荒れ・骨粗鬆症（予防）・イライラ・味覚異常・免疫力の低下・不妊症・肥満

効能・効果

エルゴステロールや豊富な不溶性食物繊維（βグルカン）、カリウムがあり、がんや高血圧、動脈硬化の予防や便通の改善に効果があります。ビタミンB_1は疲労回復、ビタミンB_2とナイアシンは美肌効果、ビタミンDはカルシウムの吸収率を高めて、骨粗鬆症の予防やイライラの改善に効果があるなど、とても優秀な食材です。

葉酸や亜鉛も豊富で、味覚異常の改善や免疫力を高めるので、子宝を望む方におすすめです。「気」と「水」を補い、体を外部の刺激（ウイルスや菌）などから守る力があるので胃腸系が弱く、皮膚粘膜系が弱い方におすすめです。

✣養生法

茹でることで、食物繊維の吸収効率が上がります。空腹感を感じにくくするため、ダイエットにも最適です。ただし、食べすぎるとお腹がゆるくなることもあるので注意してください。

✣豆知識

まいたけの表面に水分が浮き出てきますが、キッチンペーパーなどで水分を取り除き、新聞紙に包んで、冷蔵庫に保存すると長持ちします。

✣相性のいい食材

ねぎ・レバー・さつまいも：補血作用をもつ食材を合わせると、より作用が高まるので虚弱体質の改善に効果的です。

チーズ・小魚：カルシウムを豊富に含む食材と合わせると、カルシウムの吸収率が高まるので、骨粗鬆症予防やイライラ改善に効果があります。

属性：**涼性・甘味・秋**
作用：**滋養作用・弛緩作用・補気作用・補陰作用**
このタイプにおすすめ！：**脾虚タイプ・気虚タイプ・瘀血タイプ**

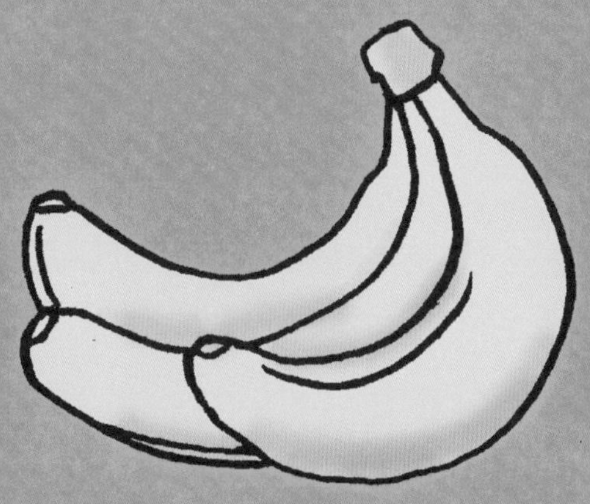

32 バナナ

●元気になる器官：脾・大腸

●この不調に効く!
便秘・血糖値スパイク・高コレステロール・高血圧（予防）・動脈硬化（予防）・疲労・食欲不振

✣効能・効果

水溶性食物繊維（ペクチン）が豊富で、便通を改善し、血糖値の急激な上昇（血糖値スパイク）を抑え、血液をサラサラにする効果やコレステロール値の改善にも効果があります。カリウムやタンニン（カテキン）も多く含まれており、高血圧や動脈硬化の予防が期待できます。

果物の中では、カロリーが高めですが、さまざまな種類の糖を合わせもっているため、エネルギーへの転換効率が高く（20分程度と消化が早い）、運動前のエネルギー補給や体力回復に即効性があります。

✣養生法

バナナの糖は、食べてから 20 分程度で消化され、エネルギーに変わるので、慢性疲労や食欲不振で栄養を摂取できないときや短時間でエネルギーを補充したいときに食べると良いでしょう。

糖質が高いため、糖質制限がかかっている場合は注意してください。カロリーも高めなので食べすぎると肥満に繋がる恐れがあります。

✣豆知識

酸味のある果物（イチゴなど）と合わせるとバナナの消化スピードが遅くなるので、注意してください。

✣相性のいい食材

ブドウ・紅茶：タンニン（カテキン）を含む食材を合わせると、相乗効果により動脈硬化の予防効果が上がります。

チョコレート：カカオ（ポリフェノール）と合わせると、疲労回復の効果がさらに上がります（糖分の過剰摂取には注意してください）。

属性：**寒性・甘味・通年**

作用：**滋養作用・弛緩作用**

このタイプにおすすめ!：**気虚タイプ・脾虚タイプ**

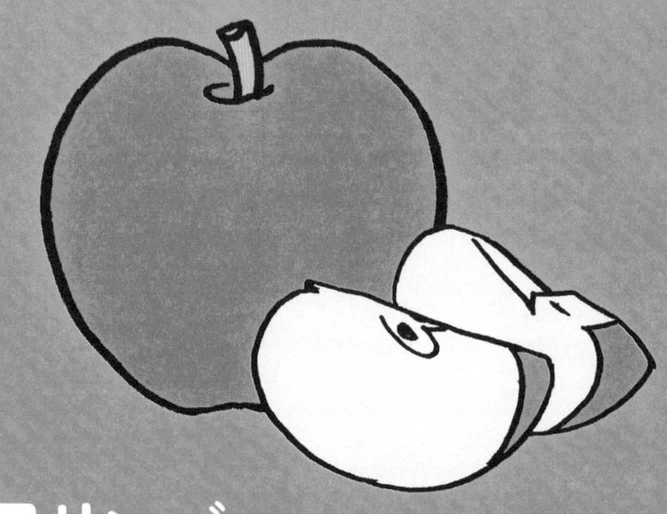

33 リンゴ

●元気になる器官：脾・心

●この不調に効く!
体の渇き・ほてり・胃腸機能の低下・食欲不振・精神の不安定・風邪（予防）・感染症（予防）・便秘・疲労・動脈硬化（予防）・老化

✣効能・効果

「1日1個で医者いらず」と言われるくらい、健康維持に効果があります。

脾と心の働きを元気にすることで「気」が補われ、体に潤いを満たし、体の渇きやほてり、胃腸の働きを改善するほか、食欲増進から精神の落ち込みや不安感を落ち着かせる養心安神作用まで兼ね備えています。

ビタミンCが豊富なので、風邪など感染症の予防にもなり、便を柔らかくする水溶性食物繊維（ソルビトール）が便秘を予防し、リンゴ酸やクエン酸、アスパラギン酸、ポリフェノールなどには、疲労を回復する効果もあります。

リンゴポリフェノールといわれる「プロシアニジン」には、強力な抗酸化作用があり、動脈硬化の予防やアンチエイジングに効果的です。

✣養生法

すりおろすと食欲がないときでも食べやすく、体力回復に適している食材なので、体力が消耗しているときや風邪を引いているときに食べると良いでしょう。

✣豆知識

特にビタミンCや水溶性食物繊維（ペクチンなど）は、皮に多いので、皮ごと食べられる調理をすると便通が改善されます。

✣相性のいい食材

レモン：柑橘系のフルーツと合わせると、イライラと不安感の両方を改善できます。食欲増進の効果も高まるため、元気や気力が湧かないときにもおすすめです。

属性：**涼性・甘酸味・秋**

作用：**滋養作用・弛緩作用・収斂作用・固渋作用・補気作用・補陰作用・養心安神作用・抗酸化作用**

このタイプにおすすめ!：**脾虚タイプ・陰虚タイプ**

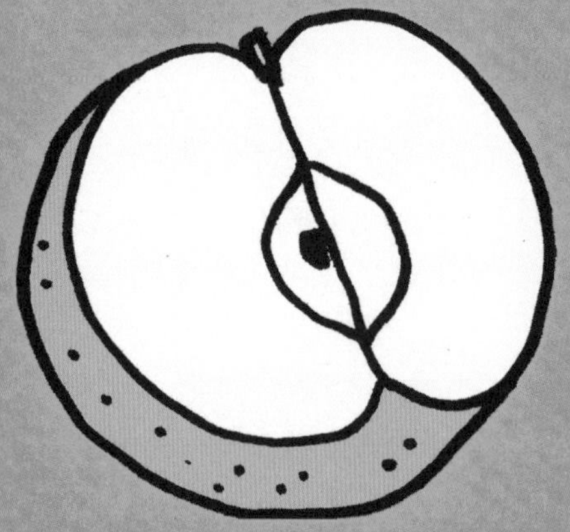

34 梨

●元気になる器官：脾・肺

●この不調に効く!
体の渇き・喉の炎症・肺の炎症・喘息・便秘・高血圧（予防）・疲労・むくみ・熱中症・咳

✣効能・効果

水分と食物繊維が多く体を潤し、喉や肺の炎症（肺炎や慢性気管支炎、喘息など）を改善します。皮膚や粘膜の乾燥が気になる方にもおすすめです。便を柔らかくする水溶性食物繊維（ソルビトール）を含んでいるので便秘予防に効果があります。

カリウムは高血圧を予防し、リンゴ酸、クエン酸、アスパラギン酸などは、疲労回復の効果もあります。アスパラギン酸には利尿作用もあり、むくみの改善などにも効果的です。

体の熱を取り除く清熱作用が適度な潤いを与えるので、熱中症が心配な方や呼吸器が弱く喘息・咳などの疾患に悩まされる方は、積極的に食べると良いでしょう。咳が止まらないときは、「梨のしぼり汁」を飲むと咳止めに効果があります。

✣養生法

水分が多く体を潤す力が強いので、乾燥しがちな秋に食べたい食材です。ただし､涼性なので食べすぎると体を冷やしてしまいます。コンポートなどにして食べると良いでしょう。

✣豆知識

特有のシャリシャリとした食感は、石細胞(せきさいぼう)があるためです。体内で消化しにくい特徴があるので、腸の蠕動運動を促進し、便通の改善に効果があります。

✣相性のいい食材

かりん・はちみつ：補陰作用をもつ食材と合わせると、体を潤す作用が増し、乾燥肌や空咳の改善効果が高まります。

シナモン・桃：温性の食材と合わせると、体を冷やす力が抑えられるので、冷え性の方におすすめです。煮詰めてシナモンをかけ、コンポートのようにしても美味しく食べられます。

属性：**涼性・甘酸味・夏～秋**

作用：**滋養作用・弛緩作用・収斂作用・固渋作用・利尿作用・清熱作用・補陰作用**

このタイプにおすすめ!：**陰虚タイプ**

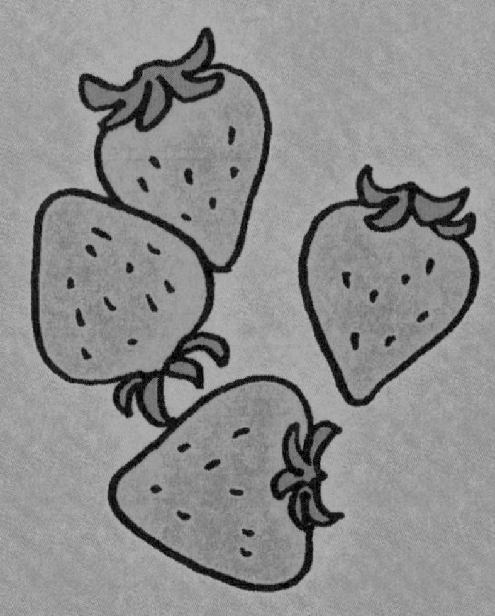

35 イチゴ

●元気になる器官：脾・肺・肝

●この不調に効く!
便秘・風邪（予防）・肌荒れ・ほてり・乾燥肌・血行不良・高コレステロール・イライラ・食欲不振・高血圧・皮膚粘膜の炎症・口内炎・眼精疲労

✣効能・効果

ビタミンCと水溶性食物繊維（ペクチン）がとても豊富です。特にビタミンCの含有量は、果物の中でもトップクラスなので、便通の改善や風邪の予防、美肌効果などに優れているうえ、清熱作用が体のほてりを冷まし、体を潤す力もあります。ペクチンによる血行改善やコレステロール値を改善する効果もあります。

適度な酸味が「気」を巡らし、肝の働きを元気にすることでイライラを改善するため、イライラすると食欲がなくなる方や高血圧傾向の方、ほてりを感じる方におすすめです。

肺の働きを元気にする作用もあるため、皮膚粘膜が弱く、口内炎ができやすい方や風邪を引きやすい方の予防にも効果があります。

✣養生法

「気」の巡りを良くするうえに、肝の働きを元気にするので、イライラの緩和などに効果的です。

✣豆知識

涼性なので、食べすぎるとお腹が冷えて腹痛を起こすことがあります。注意しましょう。

✣相性のいい食材

ブルーベリー：お互いに肝の働きを元気にする食材のため、一緒に食べることでブルーベリーに含まれるアントシアニンがもつ眼精疲労を改善する効果が高まります。

属性：**涼性・甘酸味・冬～初夏**
作用：**滋養作用・弛緩作用・収斂作用・固渋作用・清熱作用・理気作用・補肝作用**
このタイプにおすすめ!：**陰虚タイプ**

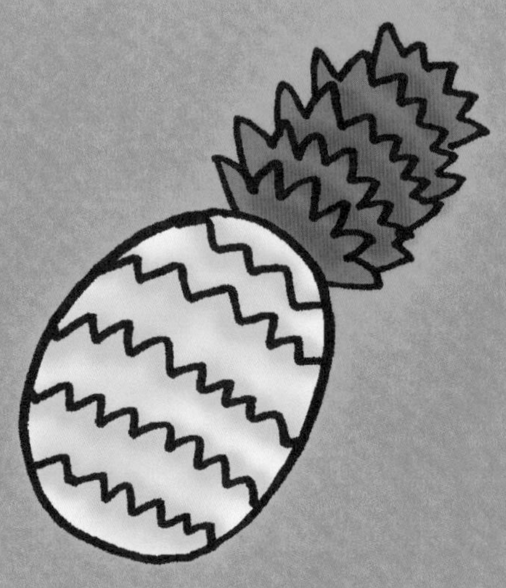

36 パイナップル

●元気になる器官：脾・膀胱
●この不調に効く!
胃腸機能の低下・ほてり・のぼせ・むくみ・肥満・疲労・乾燥肌・夏バテ

✣効能・効果

南国フルーツの代名詞であるパイナップル。不溶性食物繊維が豊富で、胃腸機能を改善する効果があります。体の過度な熱を取り除く清熱作用はほてりやのぼせを改善し、利水作用はむくみを改善します。

肉類（タンパク質）の消化を促進するタンパク質分解酵素（ブロメライン）をもつので、肥満防止にも効果があり、ビタミンCは、抗酸化作用に優れています。

「気」と「水」を補い、体に元気と潤いを回復させるので、夏の発汗による体力の消耗時や夏バテの防止におすすめです。

✣養生法

清熱作用がありますが、平性のため過度に体が冷えることなく、冷え性の方も気にせず食べられます。いろいろなフルーツと一緒に食べてもいいですが、寒性や熱性など同じ性質のものばかりを合わせると冷えたりのぼせたりしてしまうことがあるので注意して食べると良いでしょう。

✣豆知識

パイナップルを食べると舌がピリピリするのは、タンパク分解酵素（ブロメライン）によるものです。

✣相性のいい食材

豚肉・鶏肉：パイナップルがもつタンパク質分解酵素の働きが、肉類の消化を促進し、肥満を防止します。特に疲労回復には、豚肉や鶏肉がおすすめです。

ヨーグルト：タンパク質分解酵素は、カルシウムの吸収効率を上げる働きがあるので、カルシウムを豊富に含む食材と合わせると、イライラの改善や骨粗鬆症の予防に効果的です。

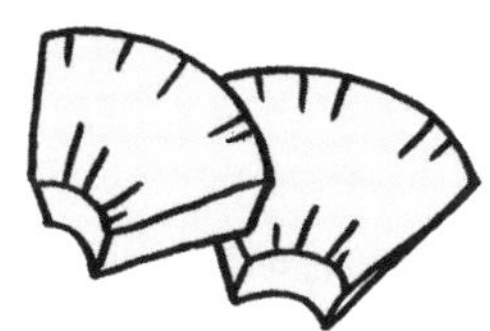

属性：**平性・甘酸味・夏**

作用：**滋養作用・弛緩作用・収斂作用・固渋作用・清熱作用・利水作用・抗酸化作用・補気作用・補陰作用**

このタイプにおすすめ!：**気虚タイプ・脾虚タイプ・陰虚タイプ**

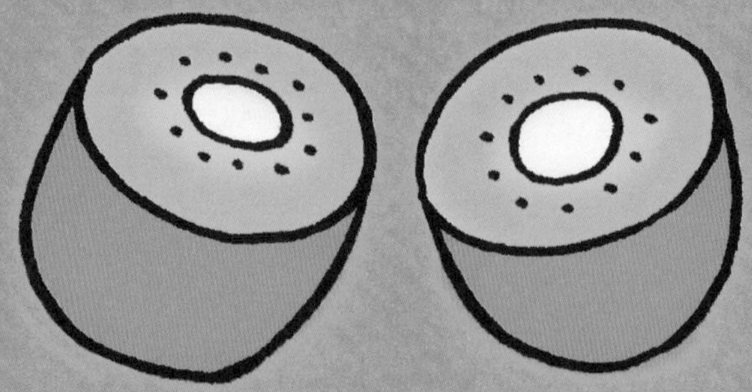

37 キウイフルーツ

●元気になる器官：脾・腎

●この不調に効く!
免疫力の低下・風邪（予防）・血行不良・高血圧（予防）・むくみ・便秘・食欲不振・肥満・胃腸機能の低下・イライラ・ほてり

✣効能・効果

ビタミンCやビタミンE、食物繊維（ペクチンやセルロース）、カリウムなどの栄養素がとても豊富です。免疫力の向上による風邪の予防、血行促進、高血圧の予防、むくみや便通を改善する効果があります。さらに食欲を増進します。タンパク質分解酵素（アクチニジン）をもち、肉類（タンパク質）の消化を促進するため、肥満防止にも効果があります。

利尿作用があるので、尿の出が悪い方や排尿障害のある方におすすめです。胃の中の熱を取り除きながら胃腸機能も回復してくれるのでイライラがあり、胃腸の働きが悪く、体にほてりを感じている方も積極的に食べると良いでしょう。

✣養生法

寒性で清熱作用が強いので、冷え性の方は食べすぎに注意しましょう。冷やさずに常温のまま食べると良いでしょう。

✣豆知識

キウイを縦に押してみたときに、お尻の部分が少し凹むくらいのものが甘くて美味しいサインです。これは、中心部の白い部分が最後に熟すためだと言われています。

✣相性のいい食材

パイナップル：ほぼ同じ効能をもつため、一緒に食べることで各々の効能を強めます。

豚肉・鶏肉：キウイフルーツがもつタンパク質分解酵素の働きが、肉類の消化を促進し、肥満を防止します。キウイの果肉で漬け込む以外に、肉の上にキウイの皮を置いても、肉が柔らかくなります。

属性：**寒性・甘酸味・冬～春**
作用：**滋養作用・弛緩作用・収斂作用・固渋作用・利尿作用・清熱作用**
このタイプにおすすめ!：**脾虚タイプ・腎虚タイプ**

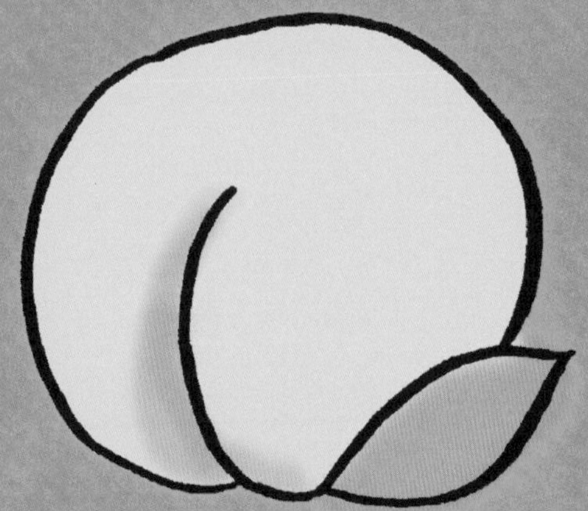

38 桃

●元気になる器官：脾・大腸・肝・肺

●この不調に効く!
冷え性・胃腸機能の低下・食欲不振・血行不良・高コレステロール・イライラ・口臭・疲労・高血圧（予防）・動脈硬化（予防）・生理痛

✣効能・効果

温性で体を温める効果があるため、冷え性を改善できます。また、胃腸機能の回復による食欲増進、水溶性食物繊維（ペクチン）による血行改善やコレステロール値の改善効果もあります。「気」を巡らせる理気作用もあるため、イライラにも効果的です。

リンゴ酸による口臭抑制やクエン酸による疲労回復、カリウムによる高血圧の予防にも効果があります。

瘀血を改善する駆瘀血作用もあるので、イライラが強く、高血圧や生理痛などの瘀血によって生じる生活習慣病の方におすすめです。

✣養生法

瘀血を取り除くことができる果物としてとても貴重で、温性の食材であることも珍しく、冷え性の方は積極的に食べると良いでしょう。

✣豆知識

種の中にある仁(じん)は、桃仁(とうにん)と呼ばれ、漢方生薬として用いられています。血液の循環を良くし、美容などにも良いと言われています。

刻んだ桃の葉を袋に入れて入浴剤にすると、あせもやかぶれ、湿疹などに効果があります。

✣相性のいい食材

サクランボ：どちらも温性で血行を改善する働きがあるので、瘀血を改善する効果が高まります。

属性：**温性・甘酸味・夏～秋**
作用：**滋養作用・弛緩作用・収斂作用・固渋作用・理気作用・駆瘀血作用**
このタイプにおすすめ!：**瘀血タイプ**

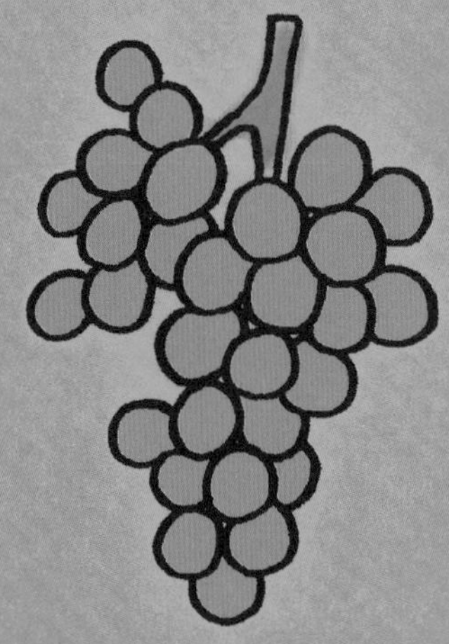

39 ブドウ

- 元気になる器官：脾・肺・腎
- この不調に効く!
  老化・食中毒（予防）・視力回復・高血圧・むくみ・疲労・めまい

✣効能・効果

とても効能の多い食材で、特にタンニン（カテキン）という抗酸化物質は、アンチエイジングに効果があります。タンニンは抗菌作用もあるので、食中毒の予防なども期待できます。アントシアニン（ポリフェノールの一種）は、抗酸化作用が高く、老化の予防や視力回復、血圧を下げる効果があります。

体内の水分代謝を正す利水作用によって、むくみを取り、ブドウ糖は即効性の疲労回復の効果があります。

「気」や「血」を補い、「気」を巡らし、「水」の代謝を改善します。腎の働きを元気にする食材なので、老化を防止したい方やめまいのかる方、「気」と「血」の両方が不足していて貧血や疲労感のある方、水滞（痰湿）のある方などにおすすめです。

✣養生法

「気」や「血」を補うので、体中にエネルギーを巡らせます。そのため、夏の疲れを取り除くのにおすすめです。夏の暑さで体力が消耗し、倦怠感のあるときに食べると良いでしょう。

✣豆知識

酒石酸（しゅせきさん）という成分が、コレステロール値を下げ、結腸にまで達して大腸がんを防ぐと考えられています。皮や種子にはポリフェノールが含まれ、脳卒中や心臓病予防に効果があります。

デラウエア種には、レスベラトールという発がん抑制作用がある物質が含まれています。

✣相性のいい食材

スイカ・メロン：利尿作用の高い果物と合わせると、むくみを改善する効果が高まります。

ホタテ：肝の働きを元気にする食材を合わせると、働きが強化されるので、貧血の改善や疲労回復効果が高まります。

属性：**平性・甘酸味・秋**

作用：**滋養作用・弛緩作用・収斂作用・固渋作用・抗酸化作用・抗菌作用・利水作用・補気作用・補血作用・理気作用・補腎作用・補脾作用**

このタイプにおすすめ！：

水滞（痰湿）タイプ・気虚タイプ・血虚タイプ

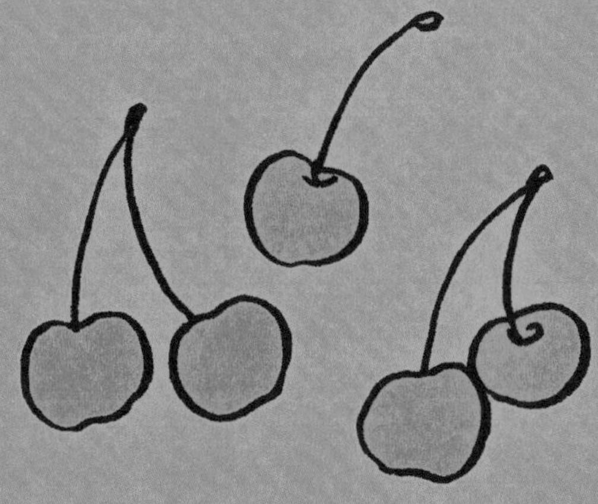

40 サクランボ

●元気になる器官：脾・腎

●この不調に効く!
胃腸機能の低下・食欲不振・冷え性・貧血・むくみ・関節痛・高血圧・疲労・肌荒れ・風邪（予防）

✣効能・効果

腎と脾の働きを元気にするので、胃腸機能を高め、食欲を増進させます。利水作用に優れ、体を温める温熱作用があるので、冷え性の方でも安心して食べられ、鉄分と葉酸による貧血の予防と改善にもなる優れた食材です。むくみや冷えをともなう関節痛などの悩みがある方にもおすすめです。

カリウムやクエン酸、ビタミンCが豊富で、高血圧の予防と改善、疲労回復、美肌効果や風邪の予防にも効果的です。

✣養生法

クエン酸が多く含まれ、腎と脾の働きを元気にするので、疲労感があり、食欲がないときに食べると良いでしょう。

温性の果物で、鉄分と葉酸を含むので、妊娠時にも積極的に食べたい食材です。

✣豆知識

中国では、「一切の虚症（きょしょう）（気虚・血虚・陰虚のこと）を治し、元気を補う効力があり、皮膚を滋養し、潤す」とされ、強壮剤としての効用もあります。顔色を良くし、美人をつくると言われ、古代より重宝されています。

✣相性のいい食材

チーズ：クエン酸はカルシウムの吸収率を高めるので、カルシウムが豊富な乳製品などと合わせると、骨粗鬆症の予防に効果的です。

桃・杏子：温性の果物を合わせると、体を温める作用が高まるので、冷え性の方におすすめです。

属性：**温性・甘酸味・夏**
作用：**滋養作用・弛緩作用・収斂作用・利水作用・固渋作用・補腎作用・補脾作用・温熱作用・補血作用**
このタイプにおすすめ!：
脾虚タイプ・水滞（痰湿）タイプ・血虚タイプ

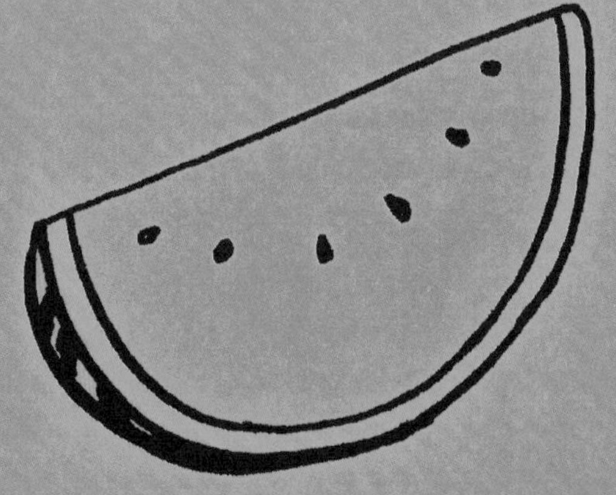

41 スイカ

- 元気になる器官：脾・心・膀胱
- この不調に効く！
  高血圧（予防）・動脈硬化（予防）・脳梗塞（予防）・イライラ・ほてり・体の渇き・喉の渇き・皮膚の炎症・首こり・肩こり・むくみ・熱中症・夏バテ

✢効能・効果

カリウムが豊富なため、高血圧予防に効果があります。βカロテンは抗酸化作用による動脈硬化や脳梗塞の予防し、心（メンタル）を改善する鎮静作用が、暑さによるイライラを改善します。

体にこもった熱を冷まし、ほてりや体と喉の渇きを取り除く清熱作用と「水」を補う補陰作用があり、ほてりや発熱、皮膚炎などの炎症も鎮めます。

発汗作用は体の余剰な熱や首や肩などのこわばりを取り除き、利水作用が体内の水分を調整することで、むくみの改善や喉の渇きを癒やすので、熱中症や夏の熱さでバテたときにおすすめです。

✣養生法

寒性のため、食べすぎるとお腹を冷やして下痢や腹痛を起こすので注意しましょう。

✣豆知識

日本では、種はあまり食べませんが、種にはビタミンB_6や葉酸、マグネシウムなど栄養が多く含まれています。天日干しをして、黒い種は皮をむいて食べてください。白い種は柔らかいのでそのまま食べることもできます。

✣相性のいい食材

塩：ナトリウムやカリウムなどを補充してくれるので、熱中症を予防する効果が高まります。

桃・サクランボ：温性の果物と合わせると、体を冷やす力を抑えることができるので、冷え性の方も安心して食べられます。

属性：**寒性・甘味・夏**
作用：**滋養作用・弛緩作用・抗酸化作用・鎮静作用・清熱作用・補陰作用・発汗作用・利水作用**
このタイプにおすすめ!：**陰虚タイプ・水滞タイプ**

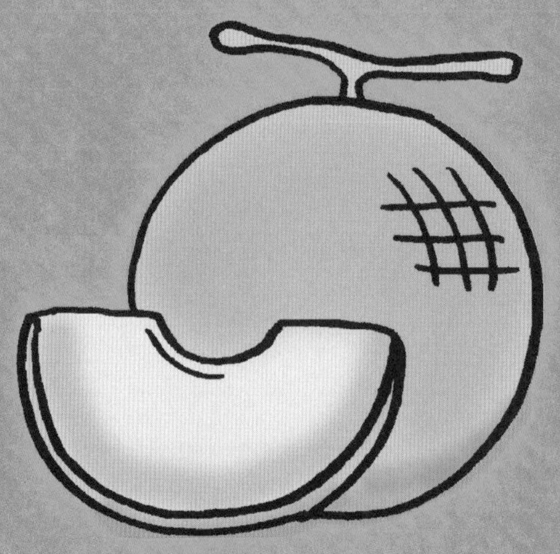

42 メロン

●元気になる器官：大腸・脾・心・肺

●この不調に効く!
食欲不振・体の渇き・便秘・免疫力の低下・がん（予防）・高血圧（予防）・発熱・ほてり・イライラ・精神の不安定

✣効能・効果

脾の働きを元気にする作用と利水作用が、食欲を増進して体を潤します。食物繊維（ペクチン）やβカロテン、カリウムが豊富で、便通の改善や免疫力アップによるがんや高血圧の予防などに効果があります。

清熱作用と「気」を巡らせる理気作用が強く、夏バテによる食欲不振や発熱、ほてり、イライラなどにおすすめです。

体内で神経伝達物質として働き、ストレスを和らげて脳の興奮を鎮める効果があるGABAを含むので、イライラしたときに食べると興奮が鎮まり、精神を安定させることができます。

✣養生法

便通を改善しますが、寒性が強いので食べすぎると体が冷えてしまいます。注意してください。

✣豆知識

メロンのお尻が黄色くなり、押すと少し柔らかい状態が甘くて美味しいサインです。メロンの購入後、少し置いておく（追熟する）と香りや甘味が増すので、室温で保存しましょう。冷やしすぎると味が落ちるので、食べる１～２時間前に冷蔵庫で冷やすと良いでしょう。

✣相性のいい食材

桃：温性の果物と合わせると、体を冷やす力を抑えることができるので、冷え性の方におすすめです。また、「気」を巡らせるメロンと「血」を巡らせる桃を合わせると、「気」と「血」の代謝が上がるので、健康増進により効果的です。

属性：**寒性・甘味・夏**
作用：**滋養作用・弛緩作用・補脾作用・利水作用・清熱作用・理気作用**
このタイプにおすすめ！：**陰虚タイプ・水滞タイプ**

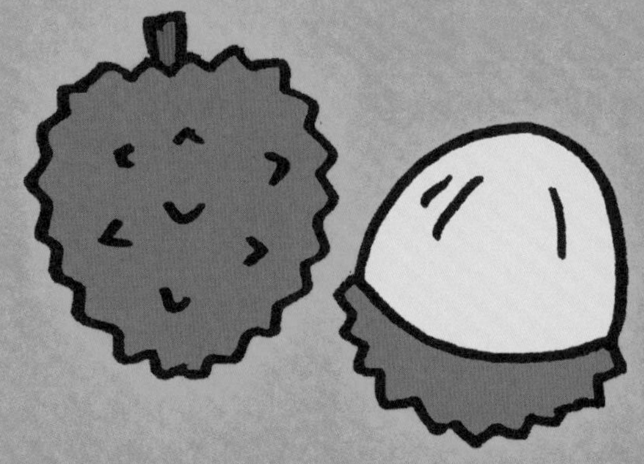

43 ライチ

●元気になる器官：脾・肝

●この不調に効く!
冷え性・貧血・イライラ・血行不良・不妊症・吐き気・視力の低下・眼精疲労

✣効能・効果

温性で体を温める効果があるため、冷え性や貧血、イライラの改善、血行促進とさまざまな働きがあり、瘀血を改善します。葉酸が豊富なので、葉酸が不足している方は積極的に食べると良いでしょう。

脾と肝の働きを元気にし、「気」や「血」の生成を促すことで、補気作用と補血作用をもちます。これらが、新陳代謝を高め、イライラや吐き気、目の機能を改善する効果があります。

✣養生法

温性が強いので、食べすぎるとほてりを生じることがあるので注意しましょう。もともとのぼせがちな方は、避けるほうがいいでしょう。

✣豆知識

楊貴妃が好んで食べたと言われている果物では珍しい温性の食材です。中国では乾燥ライチも広く食べられています。

✣相性のいい食材

ナツメ：胃腸を整えて「血」を補う食材を合わせると、各々の作用が増強され、貧血の改善により効果があります。

サクランボ・杏子：温性の食材を合わせると、より「気」が巡るので、腸内の蠕動活動を高め、便通の改善効果が上がります。

属性：**温性・甘酸味・夏**

作用：**滋養作用・弛緩作用・収斂作用・固渋作用・駆瘀血作用・補脾作用・補肝作用・補気作用・補血作用**

このタイプにおすすめ！：**陽虚タイプ・血虚タイプ**

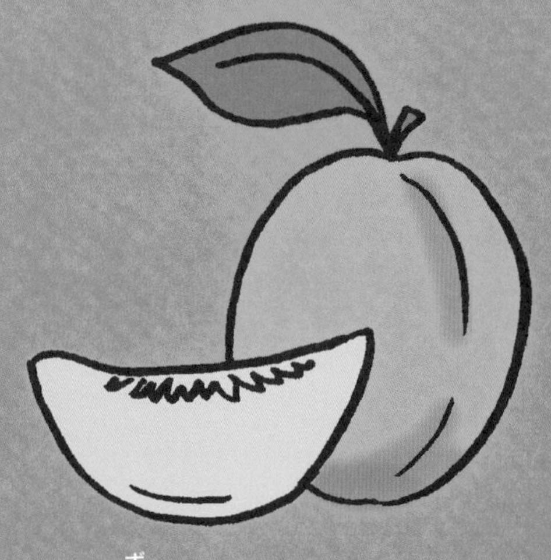

44 杏子（あんず）

- 元気になる器官：肺・心・腎
- この不調に効く!
  免疫力の低下・がん（予防）・便秘・冷え性・血行不良・空咳・咳・乾燥肌・精神の不安定・老化

✣効能・効果

βカロテンが豊富で、免疫力アップやがんの予防効果があります。豊富な水溶性食物繊維（ソルビトール）は便通の改善、ビタミンEは体を温めて、血行を促進する効果や空咳の改善効果もあります。

肺を潤す作用は、咳や乾燥肌にお悩みの方に、心の働きを元気にすることによる養心安神作用は、不安感の強い方におすすめです。

✣養生法

腎の陽気を補い、腎を温めるので、老化防止や免疫力を高めます。加齢による免疫力の低下に悩む方は、積極的に食べると良いでしょう。

✣豆知識

やや酸味が強いので、胃腸が弱い方には刺激になることがあります。胃酸の多い方や胃部に炎症がある方などは、控えたほうがいいでしょう。また、種には毒性があるので食べないでください。

✣相性のいい食材

桃：温性の食材と合わせると、冷え性の改善や血行促進の働きが強まります。

レモン・オレンジ：柑橘系の食材と一緒に食べると、養心安神作用が高まるので、イライラの解消により効果的です。

属性：**温性・甘酸味・夏**

作用：**滋養作用・弛緩作用・収斂作用・固渋作用・補陰作用・養心安神作用**

このタイプにおすすめ!：**心気虚タイプ・肺陰虚タイプ**

イライラ解消！　杏子とミカンの皮のジャム

温性で理気作用をもつ杏子とミカンの皮を合わせてジャムにすることで、イライラを解消する効果をもちます。 作り置きしておき、パンやヨーグルトと一緒に食べるのがおすすめです。

材料／200g

- 杏子 ……… 100g
- ミカンの皮 ……… 100g
- グラニュー糖 ……… 140g

作り方

❶杏子は種とヘタを取り除き、ミカンの皮は薄く切る
❷鍋に❶を入れ、グラニュー糖を全体にかけるようにして入れる
❸❷を3～4時間そのまま寝かせる
❹❸を中火で2時間程度煮込む
❺❹を冷まして完成

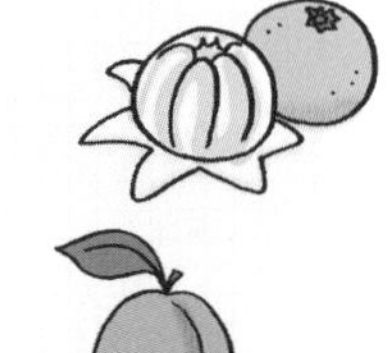

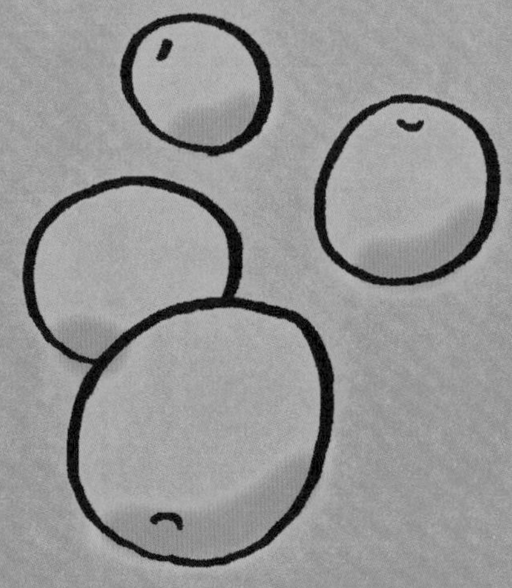

45 梅

●元気になる器官：大腸・脾・肺・肝

●この不調に効く!
食欲不振・喉の渇き・下痢・血行不良・貧血・体力の低下

効能・効果

特有の酸味をもち、食欲増進や唾液の分泌促進により喉の渇きを改善します。また、腸内の整腸作用があり、下痢を止めます。

ビタミンEや鉄分も含むので、血行改善や貧血改善にも効果があります。

養生法

酸味によって陰虚を改善するため、体内の「水」不足による渇きや下痢があるときに食べると良いでしょう。発熱や発汗の際に生じる急性の陰虚も改善するので、風邪や夏バテ、熱中症による体力の消耗時に積極的に食べたい食材です。

✣豆知識

熟す前の青梅には毒性があるので生食はできません。梅干しにしたり、熟したり、酒に漬け込むことなどで毒性は分解され、無毒化します。

✣相性のいい食材

百合根・大根・レンコン：肺の働きを元気にする食材と一緒に食べると乾燥肌の改善や気管支炎の軽減などの効果がアップします。

イカ・タコ・イワシ：魚介類や青魚などに含まれるタウリンと合わせると、肝機能が改善され、コレステロール値や慢性のだるさの改善に役立ちます。

属性：**平性・酸味・初夏**
作用：**収斂作用・固渋作用・整腸作用・補陰作用・補血作用**
このタイプにおすすめ!：**陰虚タイプ・肝鬱気滞タイプ**

疲労回復！イワシの梅煮

「気」と「血」を補い、血行不良を改善するイワシに、疲労回復の効果がある梅を加えることで、疲労時や体力消耗時にぴったりの薬膳料理になります。

材料／3～4人分

- イワシ……8尾
- 梅干し……3～4個
- ショウガ……1片
- 醤油……大さじ2
- みりん……大さじ2
- 水……1.5カップ

作り方

❶イワシは頭を落とし、内臓を取り除く
❷醤油・みりん・水を鍋に入れて煮立ったら、❶と梅干し、ショウガを入れる
❸落とし蓋をして、煮汁をかけながら弱火で2～30分程度煮ると完成

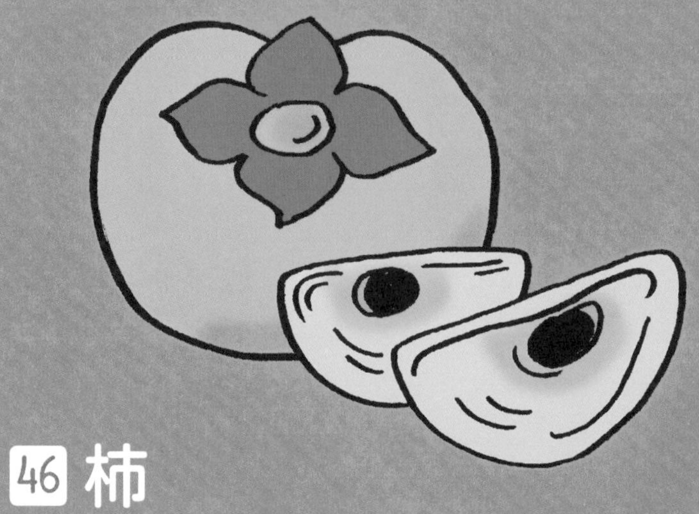

46 柿

●元気になる器官：大腸・心・肺

●この不調に効く!
免疫力の低下・がん（予防）・二日酔い・下痢・しゃっくり・ほてり・体の炎症・体の渇き・発熱

✣効能・効果

βクリプトキサンチンやβカロテンが含まれ、免疫力向上やがんの予防に効果があります。熟した柿には、アルコールを分解する働きがあるので二日酔いにも有効です。

渋柿にはタンニン（カテキン）が含まれ、下痢を改善できます。柿のヘタは漢方生薬の１つで、しゃっくりを止める作用もあります。

✣養生法

寒性のため、体のほてりや体の炎症を鎮め、体の渇きを潤します。さらに陰虚による発熱や炎症性の発熱を改善するので、高熱を出したときに食べると良いでしょう。

豆知識

牛乳のタンパク質と柿のペクチンが合わさると固まる性質をもっているので、ゼラチンなしでプリンをつくることができます。

相性のいい食材

ミカン：βクリプトキサンチンが豊富な食材と合わせると、免疫力がアップし、がん予防の効果が高まります。

属性：**寒性・甘味・秋**
作用：**滋養作用・弛緩作用・清熱作用・補陰作用**
このタイプにおすすめ!：**陰虚タイプ**

体を潤す「柿プリン」

体を潤し、乾きによるほてりを改善する柿に、同じく体を潤す牛乳をプラス!　乾きやほてりを感じる人にぴったりの薬膳スイーツです。

材料／3~4人分

- 柿 ……… 400g程度
- 牛乳 ……… 200ml
- グラニュー糖 …… 大さじ1
（お好みで調節してください）

作り方

❶柿の皮を剥き、種を取り除く
❷フードプロセッサーやミキサーに❶を入れ、なめらかなピューレ状にする
❸❷に牛乳とグラニュー糖を入れてよく混ぜる
❹❸を容器に入れ、冷蔵庫で3時間以上冷やして固めれば完成

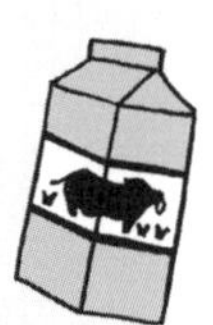

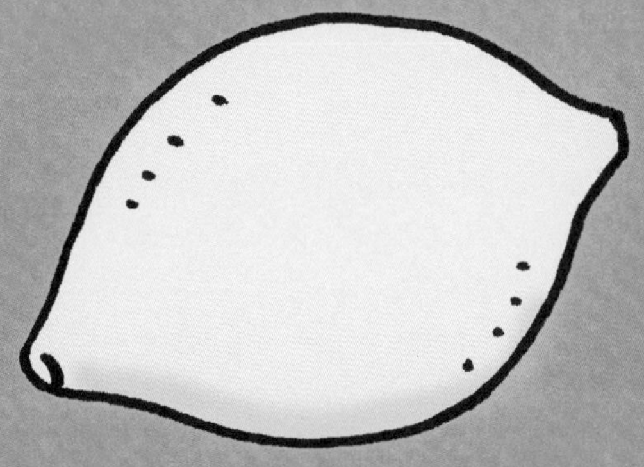

47 レモン

●元気になる器官：脾・肺

●この不調に効く!
イライラ・食欲不振・喉の渇き・咳・痰・肌荒れ・免疫力の低下・風邪（予防）・胃もたれ

✣効能・効果

強い酸味と甘味をもったレモンは、香りの力でイライラ気分をリフレッシュしてくれます。同時に食欲を増進したり、喉の渇きを改善する効果もあります。肺や気道を潤す働きもあるので、痰や咳の改善効果も少しあります。

ビタミンCも豊富で、美肌効果や免疫力アップによる風邪の予防などにも効果的です。「気」の巡りを促し、イライラを改善しながら、腸の蠕動運動を促進することによって食欲を増進します。ストレス過多でイライラが強く、胃に停滞感（詰まり感）のある方は、積極的に食べると良いでしょう。

✣養生法

午前中に食べると、レモンの皮に含まれるソラレンの働きによって紫外線の吸収が上がり、シミができやすくなります。食べる場合は、夜間のほうが良いでしょう。

✣豆知識

酸味が強いので、胃腸が弱い方には刺激になることがあります。胃酸の多い方や胃部に炎症がある方などは、控えたほうがいいでしょう。

✣相性のいい食材

はちみつ：「水」を補う食材を合わせると、体を潤す効果や疲労を回復させる効果が高まります。

オレンジ・柚子：ほかの柑橘系を合わせると、食欲不振の改善効果が高まります。

鶏肉：低脂肪高タンパクの鶏肉にレモンをかけて食べると胃腸の働きが高まるので、胃腸が疲れているときに栄養をしっかり摂りたいという方におすすめです。

属性：**平性・甘酸味・秋～冬**
作用：**滋養作用・弛緩作用・収斂作用・固渋作用・芳香性健胃作用・理気作用**
このタイプにおすすめ!：**脾虚タイプ・肺陰虚タイプ**

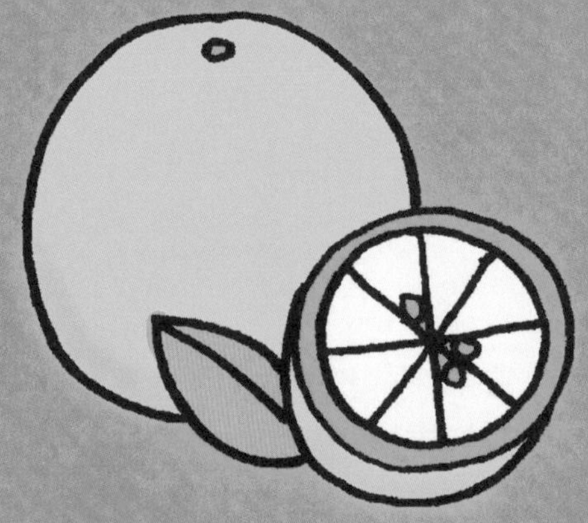

48 グレープフルーツ

●元気になる器官：脾・肝・肺

●この不調に効く!
イライラ・胃腸機能の低下・食欲不振・動脈硬化（予防）・脂質異常症・がん（予防）・高血圧（予防）・老化・肌荒れ・免疫力の低下・二日酔い・肝機能の低下

✣効能・効果

香りの力でイライラを落ち着かせ、胃腸機能を高めて食欲を増進する力があります。また、イノシトールには、動脈硬化の予防効果もあります。苦みは、ナリンギン（ポリフェノールの一種）によるもので、脂肪分解を促進するので脂質異常症の改善効果があり、抗酸化作用によるがんの予防や美肌効果もあります。

特に赤色のグレープフルーツに含まれるβカロテンやリコピンがもつ抗酸化作用は、老化防止や肌荒れの改善、免疫力アップ、動脈硬化の予防に期待できる成分が含まれています。

脾の働きを元気にし、肺を潤し、肝の働きを元気にするので、「気」を巡らせつつ、体の余剰な熱（特に、肝の熱）を取り除きます。二日酔いの方やイライラの強い方、肝機能が悪い（炎症性）方にもおすすめです。

✣養生法

寒性が強いので、冷え性の方やお腹の弱い方は、食べすぎると不調が出ることがあるので注意しましょう。

✣豆知識

グレープフルーツには、ホワイトとルビー、スタールビー、スウィーティーなど、さまざまな種類があります。果肉が赤色のグレープフルーツは、ホワイトよりも酸味や苦みが少なく甘みが強いです。

苦み成分「ナリンギン」の結晶が鋭い針状になっているため、グレープフルーツを食べると舌や唇がヒリヒリします。

✣相性のいい食材

ミカン：温性の食材を合わせると、体を冷やす力を抑えることができるので、冷え性の方におすすめです。

サクランボ・桃：駆瘀血作用がある食材を合わせると、瘀血を改善する効果が高まります。

属性：**寒性・甘酸味・春**

作用：**滋養作用・弛緩作用・収斂作用・固渋作用・芳香性健胃作用・抗酸化作用・補脾作用・補陰作用・補肝作用・理気作用・清熱作用**

このタイプにおすすめ!：**肝鬱気滞タイプ・陰虚タイプ**

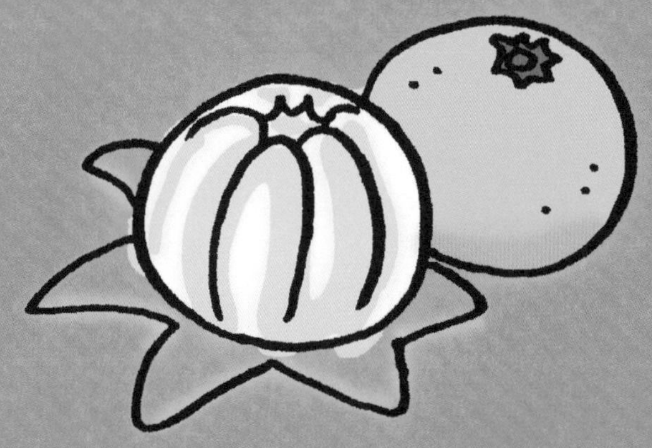

49 ミカン

●元気になる器官：脾・肺

●この不調に効く!
がん（予防）・免疫力の低下・イライラ・胃腸機能の低下・食欲不振・喉の渇き・冷え性・疲労

✣効能・効果

βクリプトキサンチンやβカロテンが含まれ、がんを予防し、免疫力をアップします。香りが「気」を巡らせてイライラ気分をリフレッシュすると同時に食欲増進させる芳香性健胃作用や喉の渇きを改善する効果もあるので、冷えや疲労感を感じている方におすすめです。

✣養生法

体を温める温熱作用が強いので、食べすぎるとほてりを感じることがあります。注意しましょう。

✢豆知識

皮には、油を分解するリモネンや水垢汚れに強いクエン酸が豊富に含まれているので、コンロまわりや電子レンジ、油性ペンの汚れ、風呂場の掃除に活躍します。

コーティング作用をもつペクチンも含まれているので、靴磨きにもおすすめです。

✢相性のいい食材

ニンジン・トマト・杏子：がん予防の効能をもつ食材と合わせると、効果がより高まります。

属性：**温性・甘酸味・冬**

作用：**滋養作用・弛緩作用・収斂作用・固渋作用・理気作用・芳香性健胃作用・温熱作用**

このタイプにおすすめ!：**脾虚タイプ・陽虚タイプ**

おなかすっきり！　ミカンとかぶのヘルシーサラダ

ミカンの食欲増進と胃腸機能を元気にする作用に、 かぶの整腸作用をプラス!　お腹の調子をすっきり整える薬膳レシピです。

材料／3～4人分

- カブ（中）……5～6個
- ミカン……3個
- 塩……少々
- 【A】
  - 酢……小さじ 1/2
  - オリーブオイル……小さじ1
  - 胡椒……少々

作り方

❶かぶは、皮を剥いて薄切りにし、塩を振って揉みこむ
❷ミカンは、皮を剥き、ひとつぶずつ半分に切る
❸【A】の調味料を混ぜ合わせ、❶と❷を加えて混ぜると完成

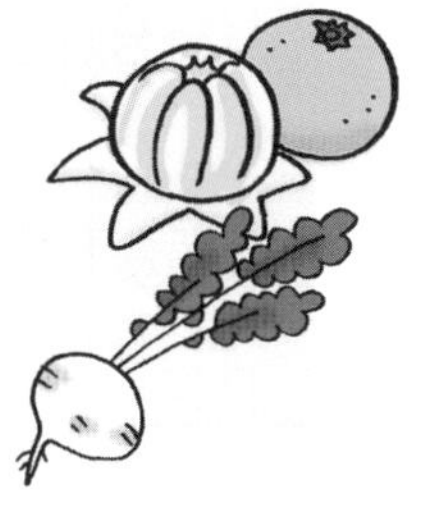

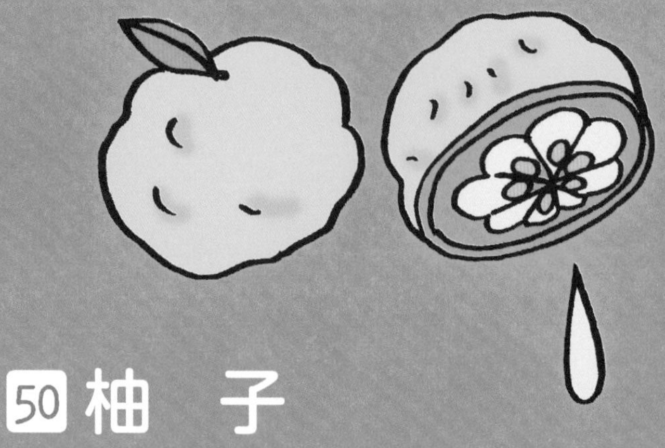

50 柚　子

●元気になる器官：脾・肺

●この不調に効く!
食欲不振・風邪（予防）・血行不良・イライラ・ほてり・興奮・咳・二日酔い

効能・効果

爽やかな香りでリラックス効果や食欲を増進する芳香性健胃作用をもちます。ビタミンCやビタミンＥが豊富に含まれているので、風邪の予防や血行促進にも効果があります。

「気」を巡らせる理気作用が強く、イライラ気分を解消します。体のほてりや興奮を冷ましながら肺に潤いをつけることで、乾燥した咳などを鎮める効果もあります。お酒を飲んだあとに食べると、酔い醒ましの効果もあります。

✣養生法

果肉部分に栄養が豊富なので、ゆず茶やジャム、はちみつ漬けなどにして丸ごと食べると良いでしょう。

✣豆知識

冬至にユズ湯に浸かると、血行を良くし、体を温めるので、風邪などの予防、ひびやあかぎれなどを癒やします。

✣相性のいい食材

ショウガ：温性の食材を合わせると、風邪の予防効果や胃腸機能が高まります。

レモン：柑橘系の食材全般との相性が良く、理気作用によってイライラやストレスの解消により効果があります。

属性：**寒性・甘酸味・冬**

作用：**滋養作用・弛緩作用・収斂作用・固渋作用・芳香性健胃作用・理気作用**

このタイプにおすすめ!：**肝鬱気滞タイプ・陰虚タイプ**

食欲不振を解消!　柚子とショウガの柚子茶

「気」を巡らせ、食欲を増進させる柚子に、脾の働きを元気にするショウガをプラス!　食欲がないときにぴったりの飲みものになります。

材料／2~3人分

- 柚子 1個
  （柚子の皮　大さじ1）
- すり下ろしたショウガ 大さじ1
  （チューブでもOK）
- はちみつ .... 大さじ2〜3
- 水 600ml

作り方

❶ゆずの皮・ショウガ・はちみつ・水を鍋に入れ、火にかける
❷❶の鍋の中に、ゆずの果汁を絞り入れる
❸沸騰してから2〜3分煮詰め、カップに入れて完成

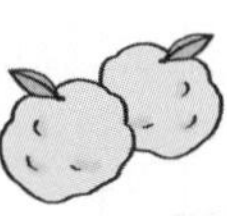
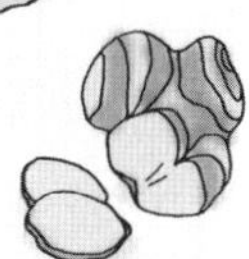

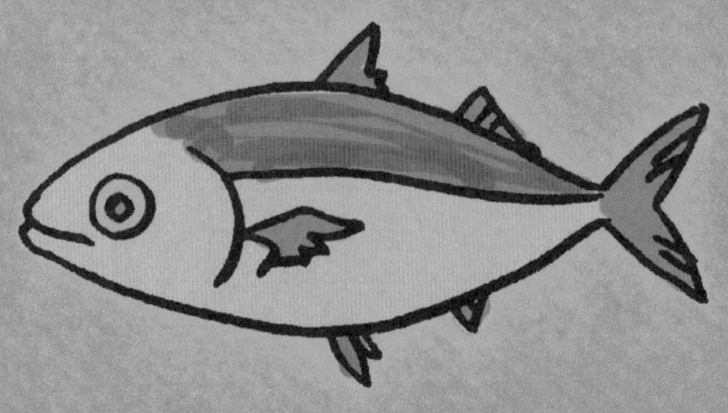

51 あ　じ

- 元気になる器官：脾・心・肝・腎
- この不調に効く!
認知症（予防）・集中力の低下・動脈硬化（予防）・高血圧（予防）・高コレステロール（予防）・骨粗鬆症（予防）・筋骨の弱り・イライラ・胃腸機能の低下・老化・認知症（予防）・精神の不安定

✣効能・効果

DHAが豊富で、認知症の予防や集中力を高めるのに効果があります。EPAも豊富で、血液や血管の質を高め、動脈硬化や高血圧、高コレステロール血症なども予防します。良質なタンパク質やカルシウムで骨粗鬆症を予防し、筋骨の維持やイライラの解消にも最適です。

胃腸機能の改善に合わせて、肝と腎の働きを強化することで「気」や「血」を補い、瘀血を改善します。体や脳の若さを保つ食材としておすすめです。また、精神を落ち着かせる養心安神作用もあります。

✣養生法

あじの骨は、骨せんべいなどにして食べることができます。骨ごと食べることで、カルシウムを摂ることができるので、栄養を余さず摂ることができます。

✣豆知識

生食の場合は鮮度に注意してください。お腹の弱い方は、生食を控え、火を通すようにしましょう。

✣相性のいい食材

ねぎ・ニラ・しそ：香味の強い食材と合わせると、消化吸収や胃腸機能の改善、イライラ解消の働きが強化されます。

属性：**温性・甘味・夏**
作用：**滋養作用・弛緩作用・補肝作用・補腎作用・補気作用・補血作用・駆瘀血作用・養心安神作用**
このタイプにおすすめ!：**瘀血タイプ**

疲労&ストレス解消！　あじとレモンの南蛮漬け風マリネ

「気」と「血」を補うあじに、「気」を巡らせるレモンを加えた心身の疲労が溜まったときに食べたい1品です。

材料／3~4人分

- あじ　4～5尾
- 塩　少々
- 片栗粉　少々

【A】（漬け汁）
- 酢　20g
- 薄口醤油　10g
- 砂糖　10g
- 出汁　100g
- レモン汁　適量
（お好みで調節してください）

作り方

❶あじに塩を振り、片栗粉をまぶして油で揚げる
❷【A】を混ぜて漬け汁をつくり、❶を漬け汁に入れる
❸味が馴染んだら完成

※細切りのパプリカやたまねぎなどを一緒に漬けても美味しいですよ

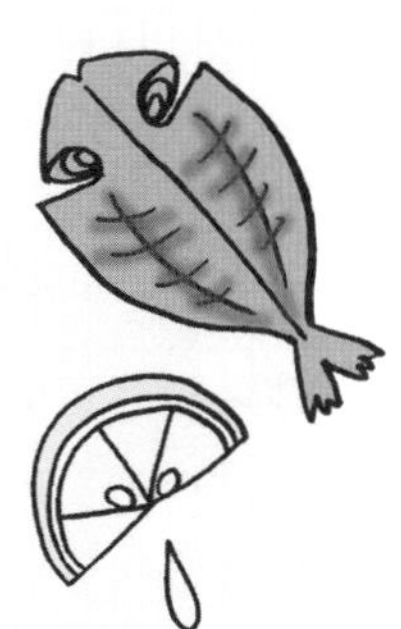

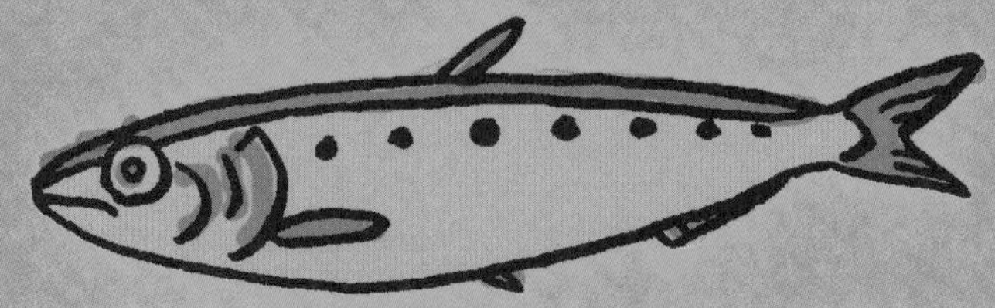

52 イワシ

●元気になる器官：脾・肺・腎

●この不調に効く!
骨粗鬆症（予防）・イライラ・認知症（予防）・動脈硬化・高コレステロール・高血圧・疲労・老化・肌荒れ

✣効能・効果

食養生の食材としてとても優秀です。カルシウムが豊富なうえ、その吸収を高めるビタミンDも豊富なので、効率的にカルシウムを摂ることができ、骨粗鬆症の予防やイライラの改善につながります。EPAやDHAも豊富なので、脳の働きを活性化し、血液や血管系のトラブル（動脈硬化・高コレステロール・高血圧など）改善にも効果があります。

脾の働きを元気にすることで「気」と「血」の生成を促し、体中に元気を送ります。瘀血も改善できるので、脳や体の老化防止にとても有効です。また、「気」と「血」を生成することで、皮膚再生が促進されるため、肌や粘膜が虚弱な方にもおすすめです。

✢養生法

つみれにして丸ごと食べると、栄養を余すところなく摂れます。汁物にすると、食欲や体力の低下時にもさっと食べられ、消化も良いです。

✢豆知識

傷みやすいので、生食の場合はできるだけ早く食べましょう。

煮干しは、カルシウムをより豊富に含むので、積極的に食べたい食材です。

✢相性のいい食材

たまねぎ・ねぎ・ニラ：駆瘀血作用をもつ食材と合わせると、瘀血を改善する効果がさらに高まるのでおすすめです。

梅干：疲労回復や血流を改善する食材と合わせると、より効果が高まります。

属性：**温性・甘味・夏〜秋**

作用：**滋養作用・弛緩作用・補脾作用・補気作用・補血作用・駆瘀血作用**

このタイプにおすすめ！：

脾虚タイプ・血虚タイプ・気虚タイプ・瘀血タイプ

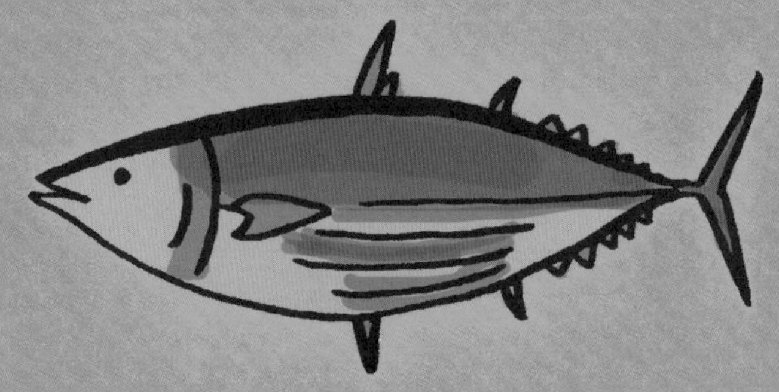

53 かつお

●元気になる器官：脾・腎

●この不調に効く!
貧血・疲労・認知症・動脈硬化（予防）・高血圧（予防）・胃腸機能の低下・老化・精力減退・肌荒れ

✣効能・効果

低脂肪高タンパクであり、鉄分やビタミンB_1などが豊富で、貧血の改善や疲労回復に効果があります。DHAやEPAも豊富に含まれているので、脳の働きの維持や血液循環の改善、動脈硬化や高血圧の予防など、健康維持に効果的な働きがあります。

脾の働きを元気にするので、「気」と「血」を生成しやすくなり、胃腸機能を高めます。胃腸虚弱で元気のない方におすすめです。また、腎の働きを元気にするので、アンチエイジング効果もあり、精力の減退を改善します。

鰹節には、旨味成分のイノシン酸が含まれ、体内に入ると細胞を活性化させる細胞賦活作用が働くので、新陳代謝を促進し、疲労回復や美肌効果があります。

✣養生法

かつおの中でも、戻りがつおはより栄養が豊富です。そのため、特に秋に食べたい食材です。

鰹節は出汁が出るので、味噌汁や炒め物などに入れて食べると良いでしょう。

✣豆知識

刺身は消化が良くないので、胃腸が弱っているときは火を通すほうが良いでしょう。

✣相性のいい食材

ねぎ：理気作用や脾の働きを元気にする食材と合わせると、胃腸機能の改善効果が高まるため、消化がより促進されます。

にんにく：精力のつく食材を合わせると、精力や体力の回復にさらに効果的です。

属性：**平性・甘味・夏〜秋**

作用：**滋養作用・弛緩作用・補脾作用・補気作用・補血作用・補腎作用・細胞賦活作用**

このタイプにおすすめ!：**気虚タイプ・血虚タイプ・瘀血タイプ**

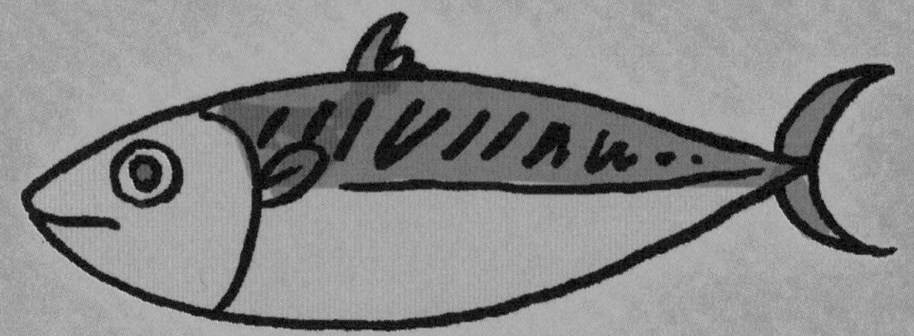

54 鯖

- 元気になる器官：脾・腎
- この不調に効く!
  老化・認知症（予防）・血行不良・高コレステロール・疲労・骨粗鬆症（予防）・胃腸機能の低下・イライラ

効能・効果

EPAやDHAが豊富で、体や脳の老化防止や血行改善、コレステロール値の改善などに効果があります。良質なタンパク質が、疲労を改善するほか、ビタミンB_1、ビタミンB_2、ビタミンD、ビタミンEなど、さまざまなビタミンが豊富で、疲労回復の効果を高め、骨粗鬆症を予防します。

脾の働きを元気にするので、「気」と「血」を生成し、「気」の巡りも正すので、胃腸機能の改善やイライラの解消に効果的です。胃腸が弱く、イライラや腹部の張りがある方におすすめです。

✣養生法

鯖の皮には、ビタミン B_2 が豊富に含まれているので、皮ごと食べると良いでしょう。

✣豆知識

生食は消化を促進しますが、傷みやすいので、鮮度の高いうちに食べてください。煮物にすると温熱作用や胃腸機能の改善効果が高まります。

✣相性のいい食材

ショウガ：脾の働きを元気にする食材と合わせると、胃腸機能を高めて栄養の吸収が上がります。特に、ショウガは臭み取りにもなります。

たまねぎ：血液をサラサラにする食材を合わせると、血行を促進する効果がアップします。

属性：**温性・甘鹹味・秋〜冬**

作用：**滋養作用・弛緩作用・軟化作用・瀉下作用・補脾作用・補気作用・補血作用・理気作用・温熱作用**

このタイプにおすすめ!：

気滞タイプ・気虚タイプ・瘀血タイプ・陽虚タイプ

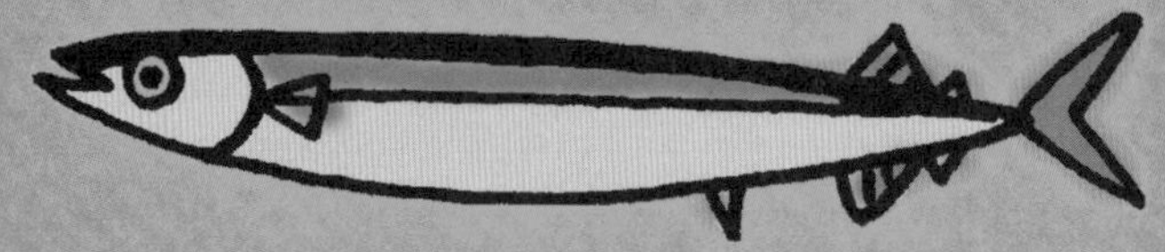

55 さんま

●元気になる器官：脾・肺
●この不調に効く!
認知症（予防）・高コレステロール・動脈硬化（予防）・高血圧・貧血・生理痛・骨粗鬆症（予防）・胃腸機能の低下・イライラ・肌荒れ・感染症（予防）

✣効能・効果

EPAとDHAが豊富に含まれ、脳の老化予防やコレステロール値の改善に効果的です。動脈硬化の予防や血圧の改善などにも効果があります。青魚の中でも特に鉄分が豊富なので、鉄欠乏性貧血の方や生理痛の重い方におすすめです。ビタミンDも豊富なので骨粗鬆症の予防にもいいでしょう。

脾の働きを元気にして、「気」と「血」を生成し、「気」を巡らすので、胃腸機能の改善やイライラの解消に効果的です。肺の働きも元気にするので、体や腸の潤い不足が改善されます。皮膚や粘膜、呼吸器が弱く、感染症などにかかりやすい方やアレルギー性の病気に悩んでいる方におすすめです。瘀血を改善する力もあるので、健康食材として文句なしです。

✢養生法

日本では焼いて食べるのが人気ですが、焼くとコラーゲンなど一部の有効成分が脂とともに落ちてしまいます。栄養を効率よく摂るために、煮物や炊き込みご飯などにして食べると良いでしょう。

✢豆知識

さんまの内蔵部分（ワタ）は苦味があり、好みが分かれますが、ビタミンや鉄分が含まれています。生のままでは寄生虫がいることもあるので、加熱して食べてください。

✢相性のいい食材

ねぎ・大根：消化機能をサポートする食材と合わせると、さんまの脂の消化を助け､栄養の吸収率を高めてくれます。

ニラ・玉ねぎ：駆瘀血作用をもつ食材と合わせると、瘀血を改善する効果が高まります。

属性：**平性・甘味・秋**

作用：**滋養作用・弛緩作用・補脾作用・補血作用・理気作用・補陰作用・駆瘀血作用**

このタイプにおすすめ！：**血虚タイプ・瘀血タイプ**

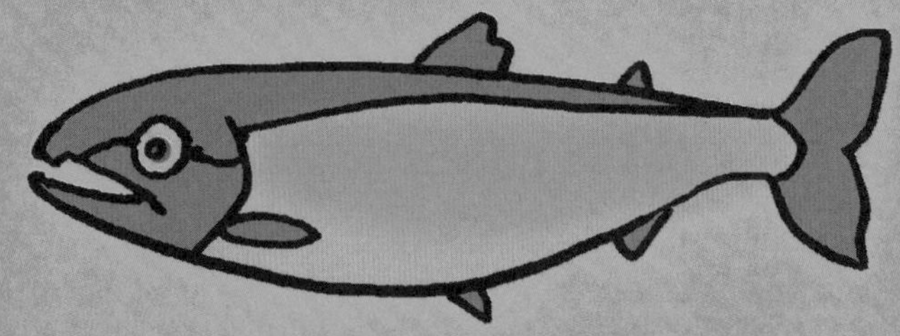

56 鮭

●元気になる器官：脾
●この不調に効く!
老化・胃腸機能の低下・食欲不振・疲労・骨粗鬆症（予防）・吐き気

✣効能・効果

赤身の部分は、アスタキサンチンという抗酸化成分で、アンチエイジングに効果があります。脾の働きを元気にするため、食欲不振を改善します。豊富なビタミンB_1やビタミンB_2による疲労回復にもおすすめです。ビタミンDも多く、骨粗鬆症の予防にも効果的です。

「気」と「血」を補い、瘀血を改善するので、毎日食べたい食材です。

✣養生法

温性で胃腸の働きを元気にするので、胃腸が弱く冷え性の方は積極的に食べると良いでしょう。

✣豆知識

魚肉はオレンジですが、実は白身魚です。寄生虫がいることもあるので、家では加熱して食べるほうが良いです。

✣相性のいい食材

ねぎ・ニラ：「気」と「血」を補う力が強いものの瘀血を取り除く力が、鮭単体ではやや不十分なので、ねぎ類やニラと合わせると、体を温めつつ、瘀血を改善する効果もプラスされます。

牛乳：乳製品と合わせて食べると、カルシウムの吸収率が高まるので、骨粗鬆症の予防などに効果があります。

属性：**温性・甘鹹味・秋**

作用：**滋養作用・弛緩作用・軟化作用・瀉下作用・抗酸化作用・補脾作用・補気作用・補血作用・駆瘀血作用・温熱作用**

このタイプにおすすめ!：

気虚タイプ・血虚タイプ・瘀血タイプ・脾虚タイプ

鮭のちゃんちゃん焼き

胃腸に優しい鮭と脾の働きを元気にするねぎやキャベツ、しめじなどを加えた栄養バランスも抜群! 胃腸が疲れているときに食べたい1品です。

材料／3~4人分

- 鮭切り身……4切れ
- キャベツ……200g
- ねぎ……1本
- しめじ……100g
- 味噌……大さじ2
- 水……大さじ2

作り方

❶キャベツ・ねぎ・しめじを食べやすい大きさに切る
❷ボウルに味噌と水を入れ、味噌を伸ばしておく
❸アルミホイルの上に鮭の切り身を置き、❶を乗せて❷の味噌を塗りつける
❹❸をグリルやフライパンで20分程度加熱すると完成

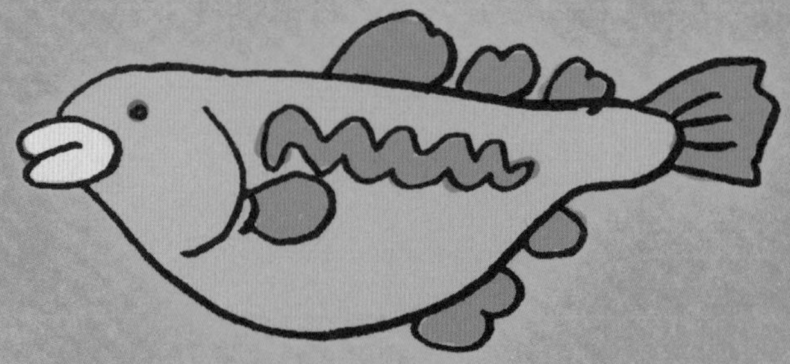

57 鱈（たら）

●元気になる器官：脾・肝・腎

●この不調に効く!
肝機能の低下・二日酔い・疲労・だるさ・血行不良・貧血・イライラ・骨粗鬆症（予防）・筋骨の弱り・老化

✣効能・効果

肝機能を改善するタウリンが豊富なので、お酒を飲む方や疲れやすい方、だるい方におすすめです。低カロリー高タンパクの白身魚なので、カロリーを気にする方にもおすすめです。

ビタミンB_1とビタミンB_2の力で血液の循環を良くし、貧血を改善します。カルシウムとビタミンDも豊富なので、イライラの改善や骨粗鬆症の予防、骨の健康維持にも効果があります。

「気」と「血」を補い、瘀血を改善します。肝と腎の働きを元気にするので新陳代謝や解毒作用が高まり、老化防止にも効果があります。

✣養生法

ビタミンDは、油で調理すると吸収が上がるので、骨の健康を考える方（骨粗鬆症の予防など）は、油を使う調理法（焼く・揚げるなど）が良いです。

✣豆知識

傷みやすくすぐに臭みが出るので、早めに調理しましょう。寄生虫がいることもありますが、加熱して食べれば問題ありません。

白子は鱈の精巣、たらこは鱈の卵巣を塩漬けにしたものです。どちらも栄養価は高いですが、たらこは塩分が高いので、量に気をつけて食べてください。

✣相性のいい食材

ねぎ・白菜：ビタミンCを豊富に含む食材と一緒に鍋物にすると、美肌効果が上がります。

牛乳：乳製品と合わせて食べると、カルシウムの吸収率が高まるので、骨粗鬆症の予防などに効果があります。

属性：**平性・鹹味・冬**

作用：**軟化作用・瀉下作用・補気作用・補血作用・駆瘀血作用・補肝作用・補腎作用・解毒作用**

このタイプにおすすめ!：

瘀血タイプ・血虚タイプ・気虚タイプ・腎虚タイプ

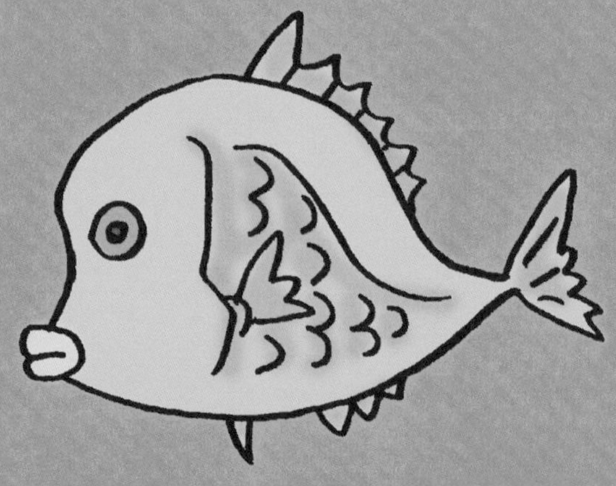

58 鯛

●元気になる器官：脾・腎

●この不調に効く!
肝機能の低下・貧血・血行不良・疲労・食欲不振・肌荒れ・乾燥肌・頭痛・冷え性・老化

効能・効果

とても消化が良く、低カロリー高タンパクのため、老若男女におすすめの食材です。栄養成分が豊富で、肝機能や貧血を改善するタウリンをはじめ、ナイアシンは、エネルギーをつくり、血行を促進するので、疲労の回復や食欲の増進、美肌効果、頭痛や冷え性などを改善する効果があります。

腎の働きを元気にするため、アンチエイジングにも効果があります。さらに、「気」と「血」、「水」のすべてを補うので、体にエネルギーを補って巡らせるとともに潤いが維持されます。疲労が溜まっている方や貧血の方、乾燥肌の方は、積極的に食べたい食材です。

✣養生法

消化吸収がいいため、胃腸が弱っているときに食べると良いでしょう。鯛茶漬けにすると、胃腸機能が改善されるので、消化がより促進されます。

✣豆知識

寄生虫がいることもあるため、家では火を通して食べたほうが良いでしょう。特に、消化器系の弱い方は注意してください。

✣相性のいい食材

昆布・わかめ：ミネラル豊富な食材と合わせると、疲労や体力消耗時の回復効果が上がります。

米・じゃがいも：脾の働きを元気にする食材と合わせると、胃腸機能を改善する効果が高まるので、胃腸が弱っているときにおすすめです。

属性：**平性・甘鹹味・冬～春**

作用：**滋養作用・弛緩作用・軟化作用・瀉下作用・補腎作用・補気作用・補血作用・補陰作用**

このタイプにおすすめ!：**脾虚タイプ・腎虚タイプ・陰虚タイプ**

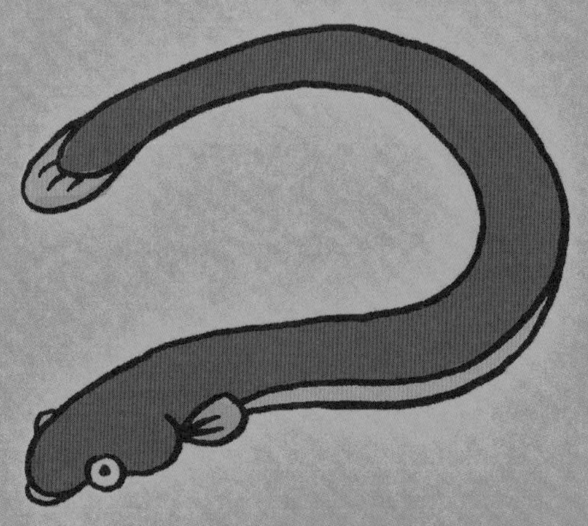

59 うなぎ

●元気になる器官：脾・腎・肝

●この不調に効く!
視力低下・眼精疲労・血行不良・疲労・しびれ・だるさ・老化・認知症・動脈硬化（予防）・胃腸機能の低下

✣効能・効果

ビタミンAやビタミンB_2、ビタミンD、ビタミンEが豊富で、眼の機能や血行の改善、疲労回復、しびれやだるさの改善などに効果的です。

DHAやEPAも豊富なので、体や脳の老化防止や血管や血液系の改善（動脈硬化の予防など）とアンチエイジングにも効果があります。

胃腸機能を高めながら、肝や腎の働きを元気にするので、「気」と「血」を補い、体の老化を止めます。疲労の取れない方や老化を気にする方におすすめです。

✣養生法

日本では、夏の「土用の丑」の日に食べる食文化がありますが、夏のうなぎの栄養価は低めです。秋〜冬のほうが、うなぎに脂がのり、栄養素も豊富になるのでそちらを食べると良いでしょう。

✣豆知識

蒲焼きにして食べますが、血液にイクシオトキシンという毒を含むので、生食はできません。この毒は加熱すると無毒化するので、美味しくいただけるのです。

✣相性のいい食材

山椒：消化機能をサポートする食材と合わせると、ウナギの脂による胃腸への負荷を減らし、消化を促進することで栄養吸収を助けてくれます。

卵：滋養作用もつ食材と合わせると、疲労回復の効果が高まります。

属性：**平性・甘味・秋〜冬**

作用：**滋養作用・弛緩作用・補肝作用・補腎作用・補気作用・補血作用**

このタイプにおすすめ!：**気虚タイプ・瘀血タイプ**

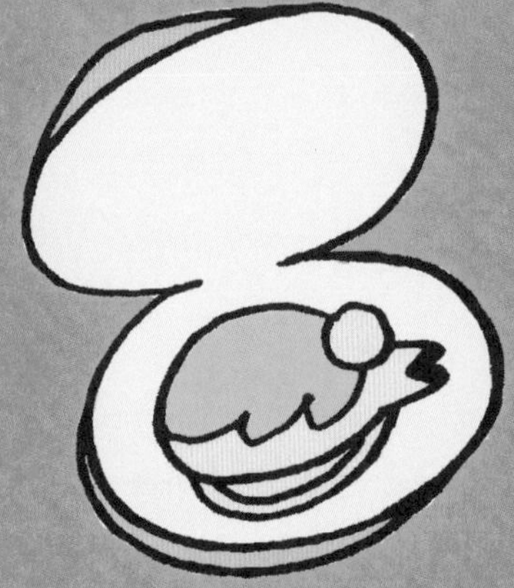

60 あさり

●元気になる器官：脾・肝・腎

●この不調に効く!
疲労・食欲不振・精神の不安定・ほてり・イライラ・高血圧・貧血・肝機能の低下・老化

✣効能・効果

ミネラルがとても豊富のため、疲労の回復や食欲の改善、精神を安定させる効果など、多種の効能をもっています。体のほてりを冷ます清熱作用、イライラの改善や血圧を低下させる効果もあります。鉄分も豊富で貧血改善や豊富なタウリンが肝機能を改善し、カルシウムも豊富なため、ストレスの多い方におすすめです。

「血」を補い、肝と腎の働きを元気にするため、疲労回復やアンチエイジングに効果があります。健康長寿の食材としてとても優秀です。

✣養生法

清熱作用が高いので、食べすぎると体を冷やします。冷え性の方は、寒性の食材(カニなど)と一緒に食べないように注意しましょう。

✣豆知識

２枚貝は傷みやすく、食中毒の原因になりますので、しっかりと加熱して食べるようにしましょう。

✣相性のいい食材

しめじ・まいたけ：ビタミンDが豊富な食材と合わせると、カルシウムの吸収率が高まり、骨粗鬆症の予防に効果的です。

牛乳：牛乳に含まれるタンパク質カゼインは、鉄分やカルシウムの吸収を助けてくれるので、合わせるとカルシウムの吸収率が高まり、骨粗鬆症の予防に効果的です。

豆腐・トマト：清熱作用をもつ食材と合わせると、ほてりの改善を助け、疲労回復効果も高まります。

ねぎ：温性の食材と合わせると、体を冷やす力を抑えられるので、冷え性の方におすすめです。

属性：**寒性・甘鹹味・秋**
作用：**滋養作用・弛緩作用・軟化作用・瀉下作用・精神安定作用・補血作用・清熱作用**
このタイプにおすすめ!：**肝鬱気滞タイプ・血虚タイプ**

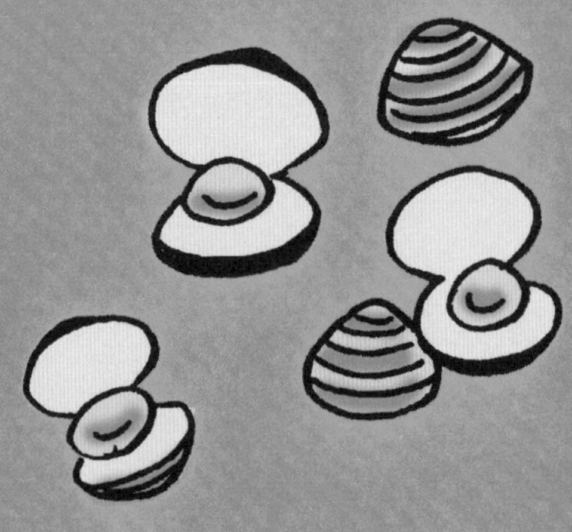

61 しじみ

- 元気になる器官：肝
- この不調に効く!
  貧血・肝機能の低下・二日酔い・疲労・眼精疲労・ほてり・だるさ・むくみ・興奮

✣効能・効果

とても鉄分が豊富で、貧血改善に効果があります。肝臓機能を回復するオルニチンが豊富なので、肝機能低下や二日酔い、慢性疲労、眼精疲労などを改善します。清熱作用と解毒作用も高めるので、ほてりやむくみ、だるさを改善します。だるさをともなうイライラを感じるときにおすすめです。

肝の働きを元気にするので、「気」の巡りを良くし、肝に貯蔵される「血」を補うことで、「血」不足を改善します。

✣養生法

鉄分が豊富で肝機能を元気にするうえ、解毒作用もあるので、貧血がちの方や水分代謝がうまくできずにむくみやすい方は積極的に食べると良いでしょう。ただし、寒性のため、食べすぎると体を冷やしてしまいます。注意してください。

✣豆知識

しじみは、淡水域や汽水域（塩分濃度の低い水域）に生息します。砂抜きは、塩分が強いと身が傷むことがあるので、あさりと比べて塩分濃度は低めにしましょう。

２枚貝は傷みやすく、食中毒の原因になりますので、しっかりと加熱して食べるようにしましょう。

✣相性のいい食材

ねぎ：温性の食材と合わせると、体を冷やす力を抑えられるので、冷え性の方におすすめです。

豆腐：清熱作用をもつ食材と合わせると、ほてりを改善する効果が高まります。

属性：**寒性・甘鹹味・冬**

作用：**滋養作用・弛緩作用・軟化作用・瀉下作用・清熱作用・解毒作用・補肝作用・理気作用・補血作用**

このタイプにおすすめ!：**血虚タイプ・肝鬱気滞タイプ**

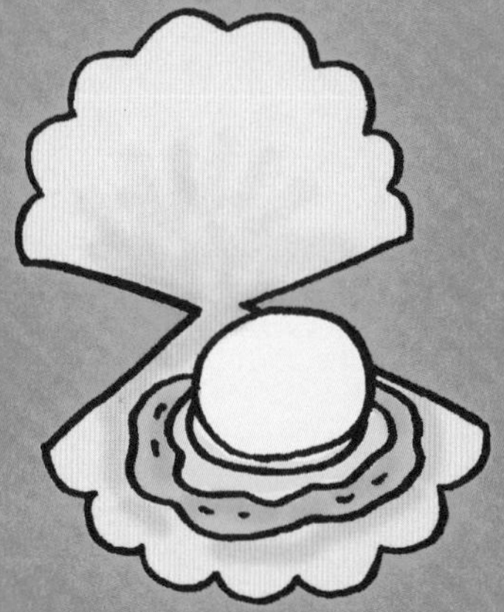

62 ホタテ

- 元気になる器官：脾・肝・腎
- この不調に効く!
肝機能の低下・疲労・イライラ・血行不良・動脈硬化(予防)・眼精疲労・食欲不振・胃腸機能の低下・精力減退・味覚異常・老化

✣効能・効果

肝機能を回復させ、疲労を回復させるタウリンが極めて多い優れた食材です。イライラを改善し、血行促進をしながら動脈硬化を予防し、眼精疲労や食欲をつけて胃腸機能も回復します。亜鉛と葉酸も豊富なので、性機能や味覚を改善する効果があります。

脾の働きを元気にするので、「気」や「血」を補うことで肝と腎の働きを元気にし、「気」と「血」の巡りも改善しながら、若さを保ち、成長を助けます。虚弱体質の方におすすめです。

✣養生法

タウリンや葉酸は、水に溶けやすいので、鍋物や汁物にして食べると良いでしょう。

✣豆知識

中腸腺（ちゅうちょうせん）（ウロ・黒い部分）には毒があるため、火を通しても食べてはだめです。生で身（貝柱）やひもを食べるときは、鮮度が高いものにしましょう。

✣相性のいい食材

しめじ：腎の働きを元気にする食材と合わせると、アンチエイジング効果が高まります。

たまねぎ：「気」と「血」を巡らせる食材を合わせると、相乗効果により貧血や疲労回復に効果があります。

属性：**平性・甘鹹味・冬**

作用：**滋養作用・弛緩作用・軟化作用・瀉下作用・補脾作用・補気作用・補肝作用・補腎作用・理気作用・補血作用・駆瘀血作用**

このタイプにおすすめ！：**肝鬱気滞タイプ**

イライラ解消ホタテステーキ

「気」「血」「水」のすべてをバランスよく補ってくれるホタテ。「気」を巡らせる力もあるので、疲労が溜まっていてイライラもあり、ついつい過食してしまいそうなときに、低カロリーでボリューミーな1品です。

材料／3~4人分

- ホタテ……10個くらい
- にんにく……1片（チューブでもOK）
- オリーブオイル……適量
- 塩・胡椒……適量
- 【A】
  - 酒……大さじ2
  - みりん……小さじ2
  - 薄口醤油……小さじ1
  - 水……大さじ2

作り方

❶にんにくを切り、押しつぶす
❷フライパンにオリーブオイルと❶を入れ、香りが出るまで弱火で炒める
❸ホタテを入れ、両面をさっと焼き、軽く塩・胡椒を振る
❹ホタテをお皿に取り出し、【A】をフライパンに入れてひと煮立ちさせる
❺ホタテにソースをかけて完成

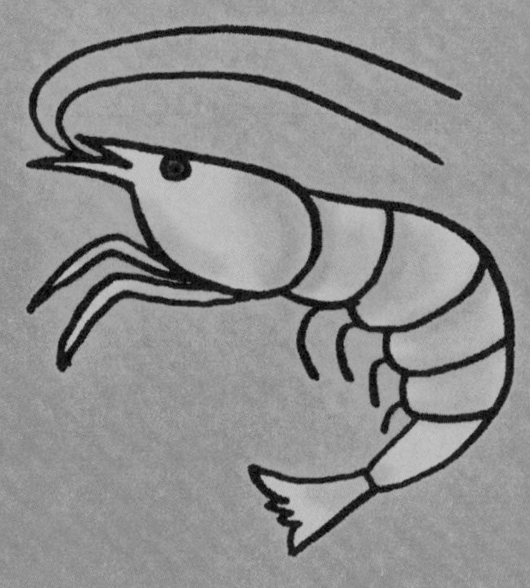

63 エ　ビ

●元気になる器官：脾・肝・腎

●この不調に効く！
老化・胃腸機能の低下・イライラ・食欲不振・関節痛（予防）・肝機能の低下・疲労・高コレステロール・動脈硬化（予防）

✣効能・効果

甲殻類に多く含まれるアスタキサンチンが豊富で、抗酸化作用による体内の老化を防止する働きがあります。

腎と肝の働きを元気にする力が特に強く、腎の働きを肝の働きが支えるかたちでサポートするので、アンチエイジングに効果があります。脾の働きを元気にする力もあるので、胃腸機能の改善効果があり、食欲がない方や偏食の方にもおすすめです。

温性なので体を温めるうえ、陽気を補うのでイライラの改善に効果があります。

殻は、キチンという特有の成分があるほか、カルシウムやタウリンも豊富なので、関節痛の予防や肝機能の回復、疲労回復、イライラの解消、高コレステロール値の改善、動脈硬化の予防などにも効果的です。

✣養生法

ボイルすると旨味成分が流れやすいので、鍋物や汁物にして食べると良いでしょう。

✣豆知識

食あたりなどを引き起こすこともあるため、背中の「わた」は1尾ずつ丁寧に取り除きましょう。特に生食の場合は、臭みが出て、味や風味が落ちてしまいますので要注意です。

✣相性のいい食材

牡蠣・イカ：疲労回復やアンチエイジング効果の高い食べものと合わせると、より効果が高まります。

シイタケ・しらす：エビを殻ごと食べる場合は、ビタミンDが豊富な食材と合わせると、カルシウムなどを余さず取るために、良いでしょう。

属性：**温性・甘鹹味・秋〜冬**
作用：**滋養作用・弛緩作用・軟化作用・瀉下作用・抗酸化作用・補腎作用・補肝作用・補脾作用**
このタイプにおすすめ!：
脾虚タイプ・腎虚タイプ・肝鬱気滞タイプ

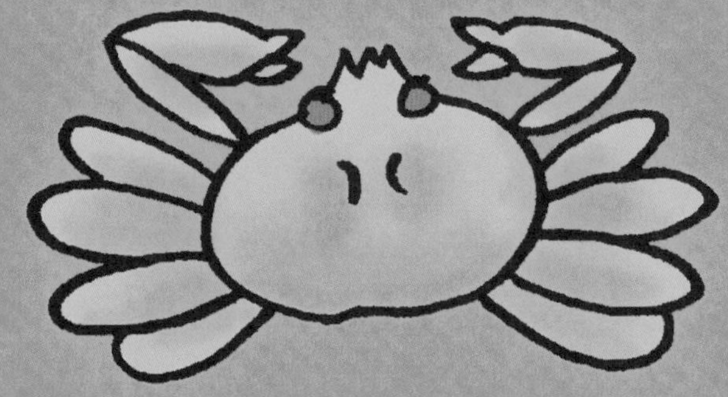

64 カ　ニ

- 元気になる器官：肝・腎
- この不調に効く!
  疲労・ほてり・肝機能の低下・血行不良・高コレステロール・老化・肌荒れ・頭痛・関節痛（予防）・免疫力の低下・風邪（予防）・がん（予防）

✢効能・効果

良質なタンパク質や豊富なタウリンには、慢性疲労の回復とともに、体にこもったほてりなどの熱を取り除く清熱作用があります。タウリンには肝機能を改善し、ビタミンB_1やビタミンB_2と合わさることで血行を促進させ、コレステロール値の改善などにも効果もあるので、瘀血による体のほてりを感じる方におすすめです。

アスタキサンチンが豊富で、抗酸化作用による体内の老化を防止する働きがあります。ナイアシンは、エネルギーをつくり、血行を促進するので、美肌効果や頭痛などを改善する効果があります。

殻に含まれるキチンは、関節痛の予防効果や免疫力を高める免疫賦活作用による風邪やがんの予防効果があります。

✣養生法

寒性が強いので、冷え性の方は、生ではなく火を通して食べたほうがよいでしょう。殻にはキチンが含まれているので、出汁を取ってスープにするのがおすすめです。

✣豆知識

カニ味噌は、カニの脳みそではなく中腸腺という肝臓と膵臓をあわせもった臓器です。毛ガ二はカニ味噌が多いので、カニ味噌を食べたい方におすすめです。ただし、プリン体が多く含まれているので、痛風の方は気をつけたほうが良いでしょう。

✣相性のいい食材

ニンジン・ブロッコリー：βカロテンが豊富な食材と合わせると、免疫力をアップさせる効果が高まります。

エビ：キチンを含む食材とカニの殻を一緒に煮込むと、キチンの恩恵によりあずかれます。また、温性の食材と合わせると、冷え性の方も安心して食べられます。

属性：**寒性・鹹味・冬**

作用：**軟化作用・瀉下作用・清熱作用・抗酸化作用・駆瘀血作用・免疫賦活作用**

このタイプにおすすめ!：**瘀血タイプ・陰虚タイプ・実熱タイプ**

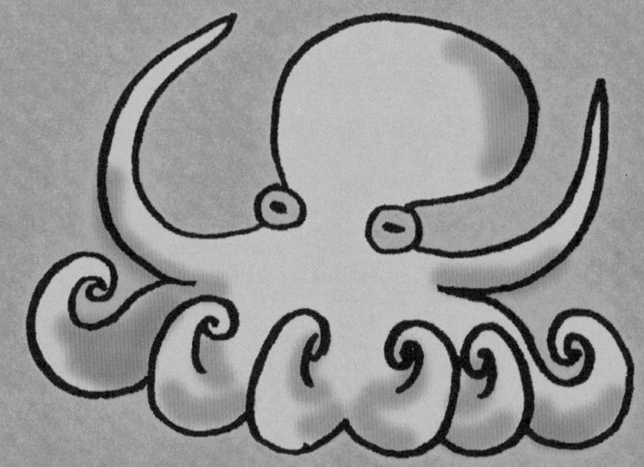

65 タ　コ

●元気になる器官：脾・肝・心・肺・腎

●この不調に効く!
疲労・動脈硬化（予防）・高コレステロール・血行不良・精力減退・味覚異常

✣効能・効果

とても栄養価が高く、疲労を回復するビタミンB_2や動脈硬化予防やコレステロール値を改善するタウリンも豊富です。血行改善のビタミンE、性機能や味覚を改善する亜鉛など、さまざまな栄養素を豊富に含みます。

五臓のすべてを改善する力をもつ最高の食材です。「気」「血」「水」すべてを補う力が強いため、虚弱体質の方におすすめです。

✣養生法

タウリンは水に溶けやすいので、茹でると栄養が流れ出てしまいます。生食やタコ飯、揚げ物などにして食べるのが良いでしょう。

✣豆知識

アレルギーをもつ方がいるので、発疹などが出た場合は、食べないように注意しましょう。

✣相性のいい食材

酢・わかめ：「気」と「血」を巡らせる力の強い食材を合わせると、巡りがより良くなり、体力回復などの効果が高まります。

属性：**温性・甘鹹味・夏**

作用：**滋養作用・弛緩作用・軟化作用・瀉下作用・補気作用・補血作用・補陰作用・補肝作用・補腎作用・補脾作用**

このタイプにおすすめ!：

気虚タイプ・血虚タイプ・陰虚タイプ・腎虚タイプ

むくみをスッキリ！　わかめとタコの酢の物

「気」と「血」を補い疲労を回復するタコに、体の水分代謝を改善させるわかめやきゅうりを加えて、むくみをスッキリ改善させます。

材料／2人分

- タコ……100g
- わかめ……60g
- きゅうり……1/2本
- 塩……少々
- 【A】
  - 酢……大さじ2
  - 砂糖……大さじ1
  - しょうゆ……小さじ1

作り方

❶きゅうりを薄く輪切りにし、塩でもんで5分置く

❷わかめは一口大、タコは薄切りにする

❸ボウルに【A】を入れ、❶と❷をすべて入れて混ぜ合わせると完成

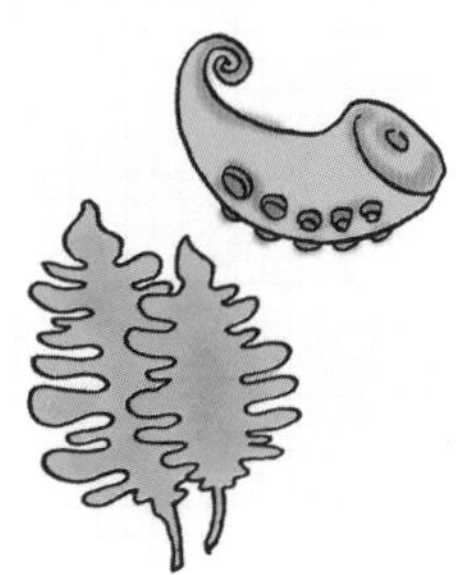

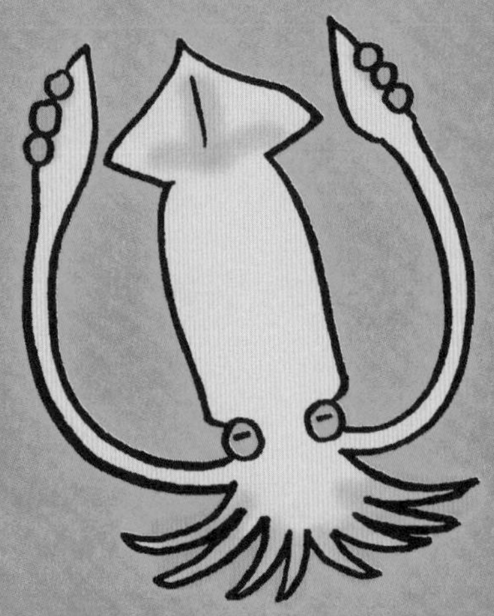

66 イ　カ

●元気になる器官：肝・腎

●この不調に効く!
疲労・貧血・動脈硬化（予防）・高コレステロール・血行不良・老化

✣効能・効果

栄養価が高く、疲労の回復や貧血の改善の効果があります。また、動脈硬化の予防やコレステロール値を改善するタウリン、血行改善のビタミンEが豊富な食材です。

「気」「血」「水」すべてを補い、肝の働きを元気にするので、「血」の貯蔵と代謝が良くなり、血虚の改善に効果的です。また、腎の働きを元気にするので、アンチエイジングや疲労回復にも効果があります。高タンパク低カロリーの食材なので、ダイエットにもおすすめです。

✣養生法

火を通すとタウリンの栄養価が減弱するため、動脈硬化の予防やコレステロール値を改善したい場合は、生食かあまり火を通しすぎない調理法がいいでしょう。

タウリンは水に溶けやすいので、茹でると栄養が流れ出てしまいます。生食やイカ飯、揚げ物などにして食べるのが良いでしょう。

✣豆知識

イカは内臓を取り除いて食べることが多いですが、ホタルイカは内臓ごと食べられるので、ビタミンAやビタミンEなど栄養価が高く優れた食材です。

✣相性のいい食材

タコ：タウリンが豊富な食材を合わせると、疲労回復や動脈硬化予防などの効果が高まります。

ねぎ・セロリ：香味野菜を合わせると、「気」を巡らせる力が高まるので、興奮の鎮静やイライラの改善に効果的です。

属性：**温性・鹹味・秋〜冬**

作用：**軟化作用・瀉下作用・補気作用・補血作用・補陰作用・補腎作用・補肝作用**

このタイプにおすすめ!：**血虚タイプ**

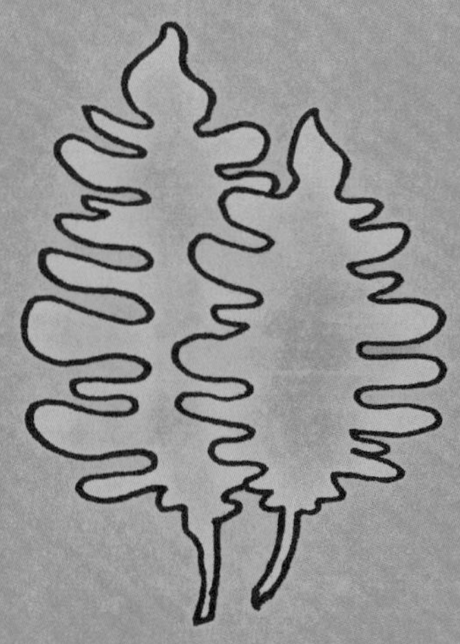

67 わかめ

●元気になる器官：脾・肝・腎

●この不調に効く!
免疫力の低下・がん（予防）・便秘・高血圧（予防）・骨粗鬆症（予防）・イライラ・高コレステロール・ほてり

✣効能・効果

海藻類は、全体的に栄養価の高い食材ですが、わかめはその中でも優れた食材です。ぬめり成分のフコイダンは、免疫力を高め、がんを予防する効果があります。

豊富な水溶性食物繊維（ヘミセルロース・アルギン酸カリウム）は便通を改善し、豊富なカリウムは高血圧の予防、カルシウムは骨粗鬆症の予防やイライラを改善、アルギン酸カリウムは、コレステロール値を改善するなど、幅広い効果があります。体のほてりを取り除く清熱作用をもち、「気」と「血」を巡らせるので、疲労を回復して、気滞や瘀血など体の停滞を改善します。

✣養生法

免疫力を高め、疲労を回復する効果が高いので、継続的（１日１回）に食べると良いでしょう。ただし、寒性のため食べすぎると体を冷やしてしまいます。炒めるや煮るなど熱調理して食べると良いでしょう。

✣豆知識

火を長く通しすぎると栄養価が落ちるので、火を通す時間は短めにするとよいでしょう。

✣相性のいい食材

タコ：温性の食材を合わせると、体を冷やす力を抑えられるので冷え性の方におすすめです。

豆腐：胃の中の熱を取り除く食材や清熱作用をもつ食材と合わせると、ほてりの改善に効果があります。

属性：**寒性・鹹味・春**

作用：**軟化作用・瀉下作用・駆瘀血作用・理気作用・清熱作用**

このタイプにおすすめ！：**気滞タイプ・瘀血タイプ・腎虚タイプ**

むくみを取って体スッキリわかめスープ

わかめには、 体内の余剰な水分（痰湿）を取り除く力や補血作用などがあります。 もやしやねぎを加えることで、 これらの働きを更に増強！　体をスッキリと元気にしてくれます。

材料／3～4人分

- 乾燥わかめ……4g
- 長ねぎ……1/2 本
- 白ごま……お好みで
- もやし……お好みで
- 水……600ml
- 中華スープの素……小さじ4（製品によって調節してください）
- ごま油……適量

作り方

❶長ねぎを小口切りにする
❷鍋に水を入れ、沸騰したら❶と乾燥わかめを入れて中火で煮る
❸ひと煮立ちしたらもやしを入れ、さっと火を通してごまを入れる
❹風味づけにごま油をたらして完成

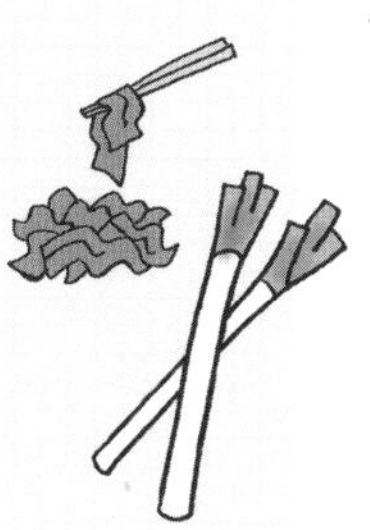

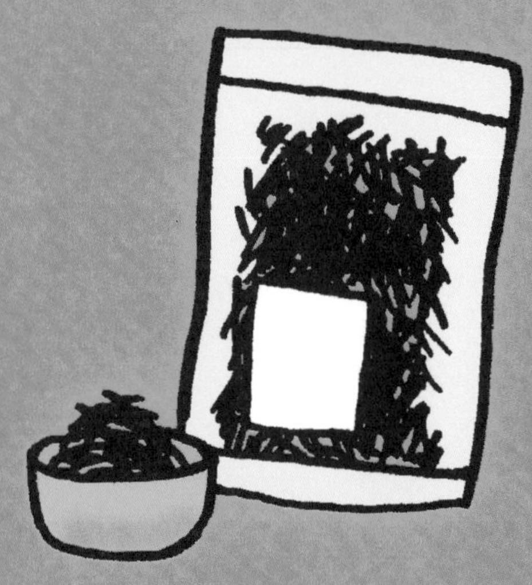

68 ひじき

●元気になる器官：肝・腎

●この不調に効く!
免疫力の低下・がん（予防）・便秘・貧血・骨粗鬆症（予防）・イライラ・高血圧（予防）・むくみ・肌荒れ

✣効能・効果

栄養素の宝庫で、カルシウムや鉄分の含有量は、海藻類トップクラスです。水溶性食物繊維（フコイダン）は、免疫力を高めてがんを予防し、便秘を改善します。βカロテンはがん予防、鉄分とマグネシウムは貧血の予防、カルシウムは骨粗鬆症の予防やイライラの改善、カリウムは高血圧の予防、むくみの改善、美肌効果など素晴らしい効能をもっています。毎日小鉢で食べたい食材です。

「血」と「水」を補い、「気」「血」「水」を巡らせるので、貧血の改善に効果があります。体内の水分の停滞を取り除く利水作用があるので、むくみの解消にもつながります。

✣養生法

油との相性が良く、油で炒めたり、油揚げなどの油ものと合わせるとひじきの栄養の吸収率が高くなるので、おすすめです。

✣豆知識

ひじきには、芽ひじきと長ひじきという種類があります。芽ひじきは葉の部分で、口あたりが良いので、サラダや混ぜご飯にするのがおすすめです。長ひじきは茎の部分で、歯ごたえがあるので、炒め物や煮物にして食べると良いでしょう。

✣相性のいい食材

ニンジン・じゃがいも・米：「気」を補う食材を合わせると、体力や元気の回復に効果があります。

しめじ：ビタミンDが豊富な食材と合わせると、カルシウムの吸収を高めるため、骨粗鬆症の予防に効果的です。

油揚げ：油との相性が良く、ひじきの栄養の吸収率が高くなるので、骨粗鬆症やイライラの改善、高血圧の予防、むくみの改善、美肌効果などが高まります。

属性：**寒性・鹹味・通年**

作用：**軟化作用・瀉下作用・補気作用・補血作用・駆瘀血作用・補陰作用・理気作用・利水作用・利尿作用**

このタイプにおすすめ!：

血虚タイプ・陰虚タイプ・肝鬱気滞タイプ・瘀血タイプ・水滞（痰湿）タイプ

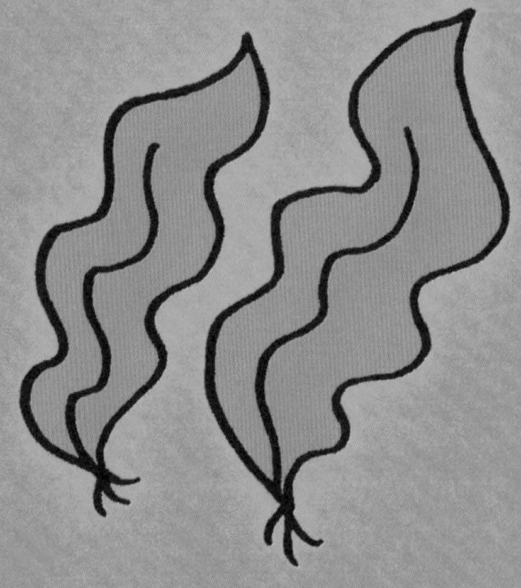

69 昆 布

●元気になる器官：脾・肝・腎

●この不調に効く!
むくみ・高血圧（予防）・免疫力の低下・がん（予防）・便秘・疲労・甲状腺機能の低下・老化・ほてり・体の渇き

✣効能・効果

カリウムがとても多く、むくみの改善や高血圧予防の効果があります。また、水溶性食物繊維（アルギン酸カリウム・フコイダン）で免疫力アップやがんの予防、便通の改善、βカロテンは免疫力アップとがんの予防、豊富なビタミンB_1とビタミンB_2は疲労回復効果、豊富なヨウ素は甲状腺ホルモンをつくるのに必要な成分です。甲状腺ホルモンは、新陳代謝や成長を促す作用があるので、疲れやすい人や成長の遅い子どもは積極的に食べたい食材です。

肝と腎の働きを元気にするので、アンチエイジングに効果があります。寒性なので体の余剰な熱を取り除く清熱作用をもち、体を潤す力もあるので、陰虚でほてりや体の渇きが気になる方におすすめです。

♰養生法

肝と腎の働きを元気にすることで、疲労の回復や老化を予防する効果があるので、毎日食べたい食材です。ただし、寒性のため、体を冷やす力が強いので食べすぎには注意してください。

♰豆知識

１日のヨウ素の摂取上限量は、３㎎とされています。乾燥昆布１ｇには、ヨウ素が約２㎎含まれています。ヨウ素を摂り過ぎると甲状腺ホルモンがつくられなくなり、甲状腺機能に悪影響を与える恐れがあるので、食べすぎには注意しましょう。

♰相性のいい食材

豚肉：ビタミンＢ群を含む食材と合わせると、疲労を回復する効果が高まります。特に豚肉は旨味成分のイノシン酸が含まれるので、昆布に含まれる旨味成分のグルタミン酸と合わさるとより旨味が増すので、おすすめです。

じゃがいも・さつまいも：食物繊維を豊富に含む食材と合わせると、便通改善の効果が高まります。

属性：**寒性・鹹味・夏**
作用：**軟化作用・瀉下作用・補肝作用・補腎作用・清熱作用・補陰作用**
このタイプにおすすめ!：**陰虚タイプ**

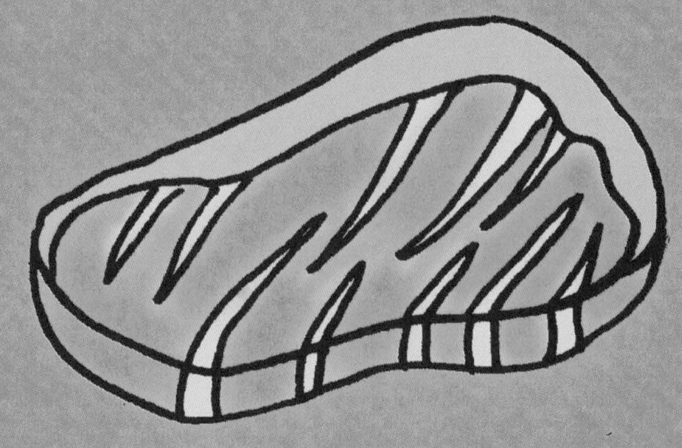

70 牛 肉

- 元気になる器官：脾
- この不調に効く！
  疲労・免疫力の低下・貧血・精力減退・味覚異常・胃腸機能の低下・体力の低下

効能・効果

良性なタンパク質やビタミンB_1、ビタミンB_2が豊富で、疲労回復や免疫力のアップの効果があります。吸収のいい鉄分も豊富に含まれているので、鉄欠乏性貧血の方にもおすすめです。亜鉛が豊富なため、精力を高めて味覚異常を改善します。レバーには、優れた補血作用もあります。

脾の働きを元気にするので、「気」と「血」の生成を促し、体を元気にします。胃腸機能が低下している方や疲れている方、体力が消耗している方におすすめです。

✣養生法

脾の働きを元気にしますが、消化しにくいと胃を疲れさせてしまうので、胃腸虚弱の方は柔らかくしたり、よく噛んで食べるようにしましょう。タンパク質分解酵素をもつパイナップルやキウイフルーツなどと一緒に食べると良いでしょう。

✣豆知識

牛肉はカロリーが高く思われがちですが、ヒレやモモなど赤身の部分はビタミンが豊富でカロリーも抑えられている部位なのです。特にヒレは、タンパク質や鉄分、ビタミンが多く含まれているのでおすすめです。

✣相性のいい食材

さといも・じゃがいも：補気作用をもつ食材を合わせると、胃腸を元気にし、疲労を回復させる効果が高まります。

牡蠣・にんにく：タウリンを含む食材（魚介類）や滋養強壮の食材（にんにくなど）と合わせると、疲労改善の効果が高まります。

属性：**平性・甘味・通年**
作用：**滋養作用・弛緩作用・補脾作用・補気作用・補血作用**
このタイプにおすすめ!：**気虚タイプ・血虚タイプ**

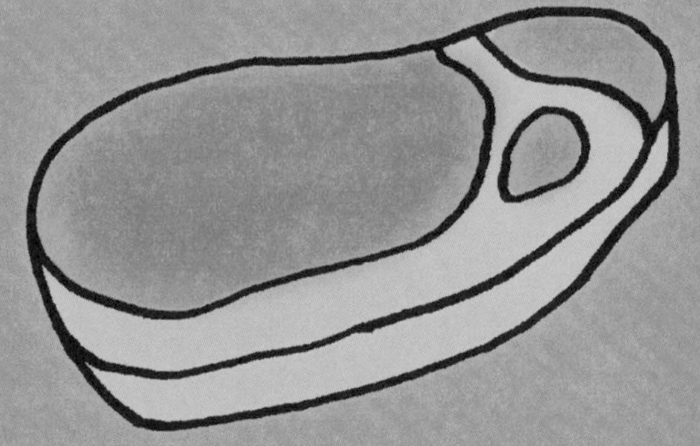

71 豚 肉

●元気になる器官：脾・腎
●この不調に効く!
疲労・貧血（予防）・体の渇き・便秘・乾燥肌・老化・肌荒れ

✣効能・効果

高カロリー高脂肪のイメージがありますが、バラなどの部位以外はとても低脂肪高タンパクで、優秀な食材です。ビタミンB_1やビタミンB_2が豊富（ビタミンB_1は牛肉の数倍以上）なので、疲労回復の効果が高く、豊富な鉄分は貧血の予防に効果があります。

脾の働きを元気にするので、「気」と「血」を生成し、体を潤す「水」も補います。腎の働きを元気にするので、アンチエイジング効果もあります。

豚足などには、良質の脂肪やコラーゲンが含まれ美肌効果もあり、レバーには優れた補血作用があるため、乾燥肌や皮膚が荒れやすい方、貧血がちな方にもおすすめです。

✣養生法

「気」「血」「水」を補うことで体を元気するうえ潤すので、疲れをとりたいとき、肌荒れや便秘を改善したいときに食べると良いでしょう。

✣豆知識

カンピロバクター食中毒などになる可能性があり、生食には適さないので、必ず火を通してから食べましょう。

✣相性のいい食材

パイナップル：タンパク質分解酵素をもつ食材と一緒に漬け込んでおくと、肉の繊維が柔らかくなり、消化も良くなります。

ニンジン・じゃがいも：補気健脾作用をもつ食材（根菜類など）と合わせると、疲労回復の効果がアップします。

属性：**平性・甘鹹味・通年**
作用：**滋養作用・弛緩作用・軟化作用・瀉下作用・補気作用・補血作用・補陰作用・補脾作用・補腎作用**
このタイプにおすすめ!：**気虚タイプ・血虚タイプ・陰虚タイプ**

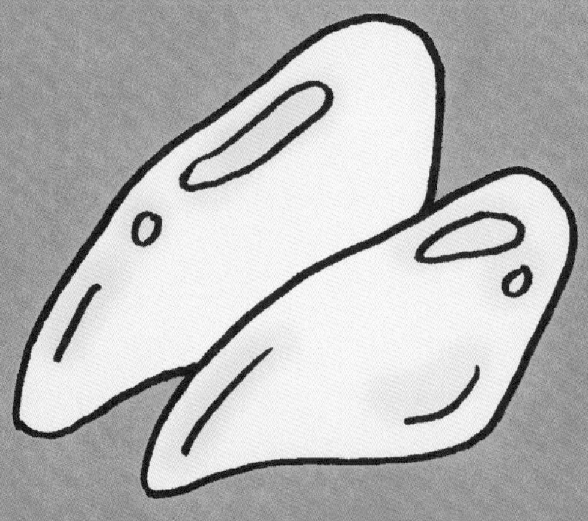

72 鶏　肉

●元気になる器官：脾
●この不調に効く!
胃腸機能の低下・食欲不振・冷え性・貧血（予防）・肌荒れ・疲労

✢効能・効果

低脂肪で高タンパクの食材として、極めて優秀です。胃腸機能を改善させ、食欲を増進します。体を温め、貧血を予防する働きもあり、皮に含まれるコラーゲンは美肌効果、レバーには優れた補血作用があります。

脾の働きを元気にするので、「気」と「血」を生成し、体を元気にするうえ、消化しやすいので、胃腸が弱い方でも安心して食べられます。

✣養生法

鶏肉の中でも、特にささみは低脂肪高タンパクなので、胃腸が弱く体力が低下している方は積極的に食べましょう。おかゆにして食べるとより消化吸収が促進されます。

✣豆知識

カンピロバクター食中毒の危険性が高いため、家で食べるときは生食は絶対に避けましょう。

✣相性のいい食材

じゃがいも：ビタミンCが豊富な食材と合わせると、コラーゲンの吸収率が上がります。

キャベツ：消化しやすい食材と一緒に煮込むと、消化吸収が高まります。

属性：**温性・甘味・通年**
作用：**滋養作用・弛緩作用・補脾作用・補血作用・補気作用**
このタイプにおすすめ！：**気虚タイプ・血虚タイプ・脾虚タイプ**

ショウガ香る鶏肉のトマト煮込み

高タンパク低脂肪で栄養価が高く、体も温める滋養強壮の食材の鶏肉に同じく体を温めるショウガを加えたトマト煮込みです。胃腸が弱っているときにぴったりです。

材料／3～4人分

- 鶏肉 …………… 500g
- ショウガ …………… 1片
- カットトマト缶 …… 1缶
- はちみつ …………… 大さじ1

作り方

❶鶏肉を一口サイズにカットする
❷ショウガは細切りにする
❸フライパンに油をひき、❷を軽く炒める
❹❸に❶とトマトを入れてやわらかくなるまで 10 ～ 20 分程度煮込む
❺最後にはちみつを加えて味を馴染ませたら完成

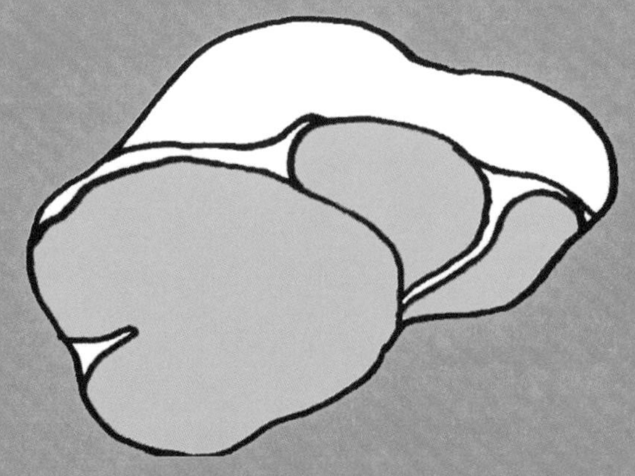

73 羊　肉

●元気になる器官：脾・腎

●この不調に効く!
冷え性・胃腸機能の低下・食欲不振・だるさ・疲労・貧血・腰痛

✣効能・効果

体を温める温熱作用が高く、冷え性の方に特におすすめです。胃内を温めることで、胃腸機能を高め、「気」と「血」の生成を促します。そのため、食欲不振を改善し、だるさや疲れなど体の虚弱を補います。

良質なタンパク質やビタミンB_1、ビタミンB_2が豊富なので、疲労回復に最適です。鉄分も豊富なので、貧血の改善にも効果があります。

腎の働きを元気にするため、高齢者や虚弱者で腰痛や下半身のだるさ、冷えを訴える方にもおすすめです。

✣養生法

熱性がとても強いので、食べすぎるとほてりや動悸などを感じる場合は、食べないようにしましょう。

✣豆知識

生後１年未満の羊肉をラム、それ以降のものをマトンと言いますが、効能としての変化はほぼありません。

✣相性のいい食材

シヨウガ・にんにく：体を温める食材と合わせると、羊肉の熱性がさらにアップするので、体や内臓部の冷えが特に強い方におすすめです。

属性：**熱性・甘味・通年**
作用：**滋養作用・弛緩作用・補気作用・補血作用・温熱作用・補腎作用**
このタイプにおすすめ!：**腎虚タイプ**

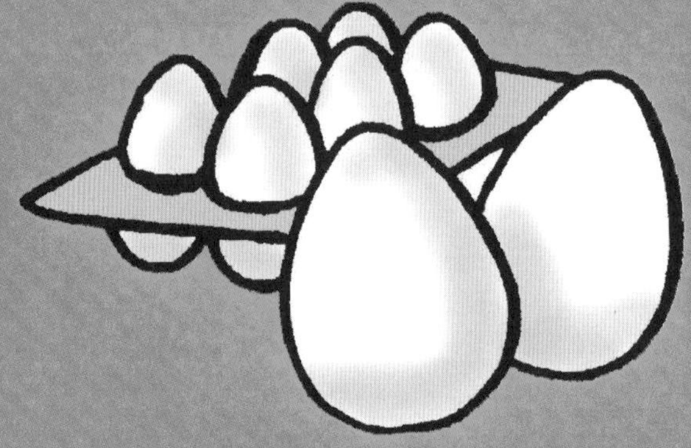

74 卵

●元気になる器官：心・腎

●この不調に効く!
疲労・貧血（予防）・精神の不安定・イライラ・乾燥肌・血行不良・免疫力の低下・皮膚の炎症・肝機能の低下・

効能・効果

栄養価がとても高く、完全栄養食品と言われています。特にタンパク質や鉄分、アミノ酸、ビタミンA、ビタミンB2、ビタミンEなどがとても豊富です。そのため、抗酸化作用や疲労回復、鉄分による貧血の予防、精神を安定させる養心安神作用、乾燥肌の改善、ビタミンEによる血行促進、免疫力アップなど、効能は多岐にわたります。

滋養強壮の食材なので、精神的な疲労や不調があるときにもおすすめです。

✣養生法

やや消化しにくいので、黄身は半熟、白身はしっかりと固まった状態が理想です。そのため、生で食べるよりも半熟のゆで卵にして食べると良いでしょう。

✣豆知識

卵には食中毒を引き起こすサルモネラ菌が含まれる場合がありますが、炒める・煮るなど加熱調理をすると菌は死ぬので、生食の期限が過ぎた卵は加熱して食べるようにしましょう。

✣相性のいい食材

ブロッコリー：ビタミンCを含む食材と合わせると、抗酸化作用がアップして免疫力が高まります。

ほうれん草：食物繊維を含む食材と合わせると、便通を改善する効果が高まります。

属性：**平性（卵白は涼性）・甘味・通年**
作用：**滋養作用・弛緩作用・養心安神作用・抗酸化作用**
このタイプにおすすめ！：**脾虚タイプ・気虚タイプ・血虚タイプ**

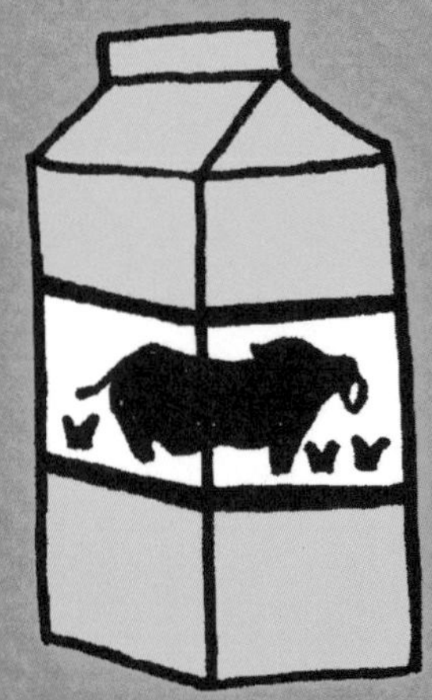

75 牛　乳

- 元気になる器官：脾・心・肺
- この不調に効く!
イライラ・骨粗鬆症（予防）・眼精疲労・免疫力の低下・皮膚の炎症・肝機能の低下・ほてり・乾燥肌・不眠

✣効能・効果

カルシウムの吸収率が優れており、カルシウムが欠乏している日本人は、積極的に摂りたい食材です。カルシウムは、骨や歯を丈夫にするだけでなく、血管の健康を保つためにも重要な栄養素です。イライラの改善や骨粗鬆症の予防にも効果があります。

ミネラルやビタミンも豊富で、ビタミンAは眼の働きの改善や免疫力を高め、ビタミンB_2は皮膚の炎症を抑えたり、肝機能の改善に効果があります。体のほてりや熱を取り除く清熱作用と体を潤す力に優れています。脾や肺を潤すので、「水」不足の陰虚タイプの方には特におすすめです。

✢養生法

夜に興奮して寝つけないときは、ホットミルクにして飲むと、リラックス効果がより高まるので、眠りやすくなります。

✢豆知識

熱を加えすぎると栄養が弱まるので、沸騰しない程度（60 ～ 70度）で温めるといいでしょう。

カカオマス（チョコレートなど）やカテキン（紅茶など）と牛乳のタンパク質（カゼイン）が合わさると、カルシウムの吸収が抑えられるので、注意してください。

✢相性のいい食材

きなこ・しめじ・ニンジン：マグネシウムやビタミンD、ビタミンCをもつ食材（緑黄色野菜など）を合わせると、牛乳のカルシウム吸収率がさらに高まります。シチューなどがおすすめです。

属性：**平性・甘味・通年**
作用：**滋養作用・弛緩作用・清熱作用・補陰作用**
このタイプにおすすめ!：**陰虚タイプ**

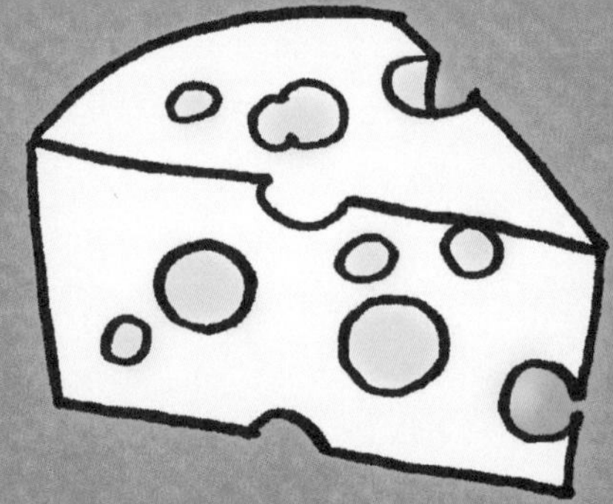

76 チーズ

- 元気になる器官：脾・肝・肺
- この不調に効く！
ほてり・体の渇き・骨粗鬆症（予防）・イライラ・疲労・乾燥肌・喉の渇き・便秘（乾燥タイプ）・空咳

効能・効果

牛乳を乳酸菌と酵素で発酵させたナチュラルチーズは、発酵食品のため、タンパク質の吸収率が高く、栄養が増加しています。

牛乳と同じく体のほてりや熱を取り除く清熱作用と体を潤す補陰作用に優れ、カルシウムやビタミン B_2 が豊富なため、骨粗鬆症の予防やイライラの改善、疲労回復などにも効果があります。

滋養強壮の働きも強く、虚弱体質の方にもおすすめです。肝の働きを元気にするため、イライラを緩和します。

✣養生法

特に、水を補う補陰作用が強いので、ほてりや乾燥肌、喉の渇き、乾燥性の便秘、空咳など、乾燥からくる不調のある方は積極的に食べると良いでしょう。

✣豆知識

寒性のため、大量に食べるとお腹を下したり、体が冷えることがあるので、注意しましょう。

✣相性のいい食材

ねぎ：脂肪分解のアリシンを含むねぎなどの食材と合わせると、チーズの脂肪分の吸収が軽減されるので、カロリーを気にする方におすすめです。

トマト：清熱作用をもつ食材を合わせると、ほてりやのぼせの改善に効果があります。

はちみつ：補陰作用をもつ食材を合わせると、潤いが補われるので、乾燥肌や空咳などの改善に効果があります。

属性：**寒性・甘酸味・通年**

作用：**滋養作用・弛緩作用・収斂作用・固渋作用・清熱作用・補陰作用・補肝作用**

このタイプにおすすめ!：**陰虚タイプ**

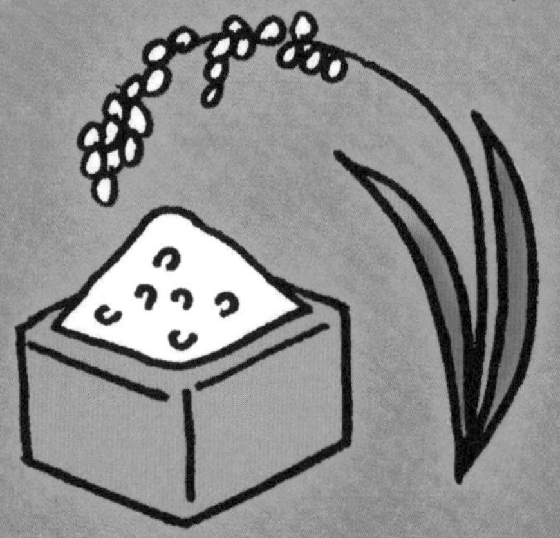

77 米

●元気になる器官：脾・肺

●この不調に効く!
疲労・胃腸機能の低下・便秘・イライラ

✣効能・効果

エネルギー源となる糖質と食物繊維が含まれているため、疲労回復や胃腸機能の改善、便通の改善などの効果があります。

脾の働きを元気にし、「気」を補うので、胃腸機能の改善やイライラを解消する効果があります。

✣養生法

炊いた米ではなく、生米からおかゆにすると、さらに消化が良くなります。卵がゆにすると、体を元気にする効果もあるので、風邪をひいているときに食べると良いでしょう。

✣豆知識

米を研いだときに白濁色の研ぎ汁が出ますが、アクが出る食材（ゴボウやたけのこ、大根など）を下茹でするときに使うと、アクや臭みを取り除くことができるので有効です。

✣相性のいい食材

鶏肉：低脂肪で高タンパクな食材と一緒に柔らかくして食べると、消化が良いので、胃腸が弱っている方におすすめです。

属性：**平性・甘味・秋**
作用：**滋養作用・弛緩作用・補脾作用・補気作用**
このタイプにおすすめ！：**脾虚タイプ・気虚タイプ**

食欲回復！　鶏ガラスープ粥

やわらかいお粥はお腹が弱っているときにぴったり！　鶏ガラスープで炊いたかんたんにできる薬膳粥です。胃腸が疲れているときに、ぜひ作ってみてください。

材料／3~4人分

- 米……1合
- 水……1000ml
- 鶏ガラスープの素……大さじ1
- 酒……大さじ1
- 塩……少々

作り方

❶米を研いでザルに上げて水気を切る
❷鍋に水と❶を入れ、火にかける
❸沸騰したら火を弱め、鶏ガラスープの素と酒を入れる。そのまま米がやわらかくなるまで炊く（35～40分）
❹塩で味を調節する
※水が足りない場合は、200ml程度足してもOKです

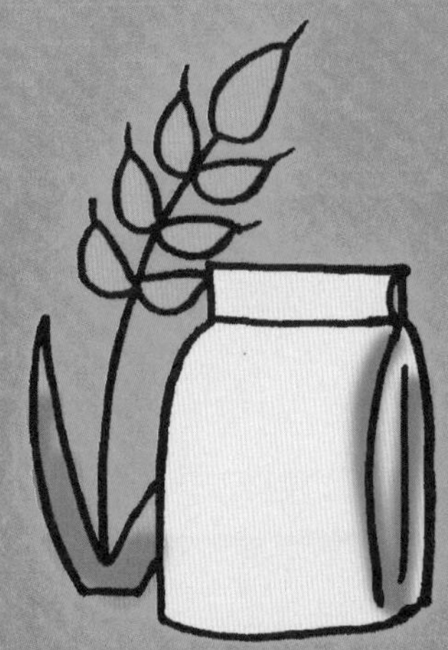

78 小　麦

●元気になる器官：脾・心・腎

●この不調に効く!
貧血・便秘・疲労・皮膚の炎症・胃腸機能の低下・精神の不安定・イライラ

✣効能・効果

マグネシウムや鉄分は貧血の改善、ビタミンB_1は疲労の回復、ビタミンB_6は皮膚の炎症を改善し、食物繊維は便通を改善するなど、さまざまな効能をもちます。

心（五臓）の働きを元気にすることで精神が安定し、イライラが改善されます。また、「気」を補う力が強く、精神と肉体に疲労があり、胃腸の弱い方に適します。

全粒小麦はより栄養価が高いので、全粒粉のパンやパスタなどを選ぶと良いでしょう。

✣養生法

涼性なので、食べすぎると体を冷やしてしまいます。冷たいそうめんやうどん、パスタなどを食べる際は、体を温める食材と一緒に食べると良いでしょう。

✣豆知識

小麦が使われていない食材「グルテンフリー」という概念が定着しつつありますが、小麦製品を大量に食べたときにだるさなどが出る場合は、食べる量を減らしましょう。

✣相性のいい食材

ナツメ：養心安神作用をもつ食材と合わせると、不安や焦りを抑えて精神を安定させる効果が高まります。

ショウガ・ねぎ：温性の食材を合わせると、体を冷やす力が抑えられるので、冷え性の方におすすめです。

カモミール：リラックス効果のあるハーブなどと一緒に食べると、よりリラックスできます。パンやクッキーなどにしても良いでしょう。

属性：**涼性・甘味・春**

作用：**滋養作用・弛緩作用・補気作用・強心作用?・抗炎症性作用**

このタイプにおすすめ!：**気虚タイプ・脾虚タイプ**

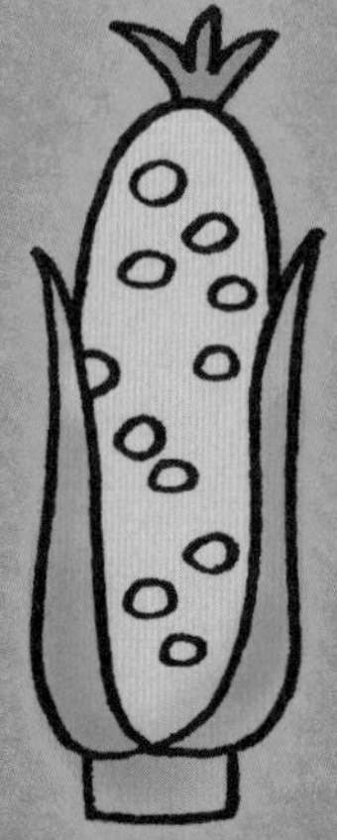

79 とうもろこし

●元気になる器官：脾・大腸

●この不調に効く!
疲労・むくみ・イライラ・ドロドロ血液・便秘

✣効能・効果

野菜ではなく「穀物」に分類されており、炭水化物が豊富です。さらにタンパク質や不溶性食物繊維（セルロース）、ビタミンB_1、ビタミンC、カリウムをはじめとしたミネラルも豊富で、とても優れた食材です。ビタミンB_1は疲労を回復させ、ビタミンCは抗酸化作用による肌荒れの改善、カリウムは高血圧の予防に効果があります。

駆瘀血作用や利水作用が高くむくみの改善、理気作用によるイライラの改善にも効果があります。リノール酸は、血液をサラサラにする効果があり、粒の皮に含まれているセルロースは、解毒作用（便通改善によるデトックス効果）があります。多彩な効能をもつので注目が集まっています。
「気」「血」「水」のバランスを整えることができるため、イライラやむくみ、高血圧の改善などに効果があります。

✣養生法

消化しにくいため、胃腸が弱い方は少量ずつよく噛んで食べるように気をつけましょう。お肉の付け合わせとしてよく一緒に出てきますが、どちらも消化しにくい食材なので、消化の良い食材（たまねぎなど）を一緒に食べるように心がけましょう。

✣豆知識

ひげの栄養価も高く、生薬として用いられています。みじん切りにして、炒め物や炊き込みご飯などにして食べるのがおすすめです。

天日干しをしたものを軽く煎り、煮だしてコーン茶としても飲むことができます。

✣相性のいい食材

じゃがいも・山芋：胃腸機能を回復できる食材と一緒に食べることで、胃腸が弱い方も負担が少なくできます。
豚肉：ビタミンB_1が豊富な食材と合わせると、疲労回復に大変効果的です。

属性：**平性・甘味・夏**
作用：**滋養作用・弛緩作用・抗酸化作用・解毒作用・駆瘀血作用・利水作用・理気作用**
このタイプにおすすめ!：
気滞タイプ・瘀血タイプ。水滞（痰湿）タイプ

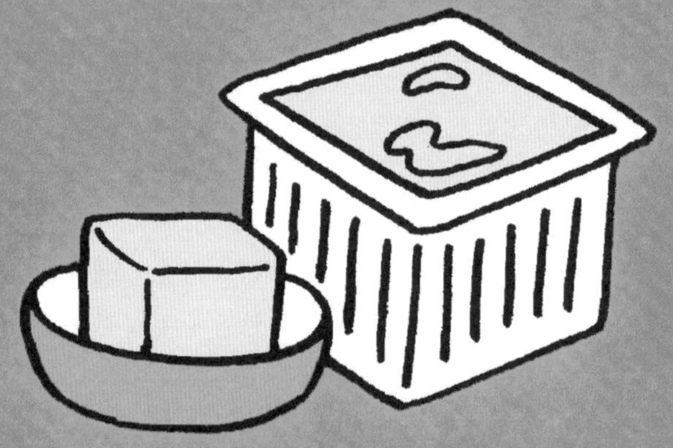

80 豆　腐

●元気になる器官：脾・大腸

●この不調に効く!
ほてり・高コレステロール・便秘・肥満・イライラ・胃もたれ・食欲不振

効能・効果

大豆の栄養素であるカリウム、カルシウム、マグネシウム、鉄分、亜鉛、銅、ビタミンE、ビタミンB_1、葉酸などを含み消化吸収率がとても高いので、胃腸が弱い方や妊婦さんにおすすめです。

良質のタンパク質と豊富な栄養素を含むとても優秀な食材です。胃の中にこもった熱を冷ます清熱作用がほてりなど、リノール酸はコレステロール値、大豆オリゴ糖は便通を改善し、レシチンは脂肪燃焼を促進させ、リラックス作用もあるためストレス緩和にも効果があります。

✣養生法

消化吸収率が高く便通を改善するので、胃もたれや食欲不振を感じ、便秘がちなときに食べるのが良いでしょう。ただし、やや涼性のため、食べすぎるとお腹を冷やすこともあります。湯豆腐や汁物、鍋物など温めて食べるようにしましょう。

✣豆知識

加工段階で熱を加えているため、火を通しても冷やしても栄養素が変性しにくいとても優秀な食材です。

✣相性のいい食材

ごま・ナッツ類：一緒に食べることで、ごまやナッツ類の油分が腸内を潤すので、便通の改善効果がアップします。

属性：**涼性・甘味・オールシーズン**
作用：**滋養作用・弛緩作用・清熱作用**
このタイプにおすすめ!：**瘀血タイプ**

お腹スッキリ！　肉を使わない麻婆豆腐

豆腐は消化吸収力が高いので、大豆の栄養素を良く摂れる優れた食材です。食欲がないときや元気のないときに、食欲をわかせる麻婆豆腐! 肉を使わないので、胃腸への負担が少なく、美味しく食べられます。

材料／3~4人分

- 豆腐……2丁
- ショウガ……1片
- にんにく……2片
- ねぎ……1/2本
- ごま油……適量
- 片栗粉……大さじ1

【A】
- 豆板醤……小さじ3
- 酒……大さじ2
- 甜麺醤……大さじ2
- 醤油……大さじ2/3
- 鶏ガラスープ……3カップ

作り方

❶フライパンで、ショウガとにんにく、ねぎを香りが出るまで炒める
❷【A】を合わせる
❸ごま油をひいたフライパンに❷を入れてひと煮立ちする
❹❸に豆腐を投入し、沸騰させる
❺沸騰後、中火にして2分程度煮る
❻火を止めてから水溶き片栗粉を入れ、とろみがついたら完成

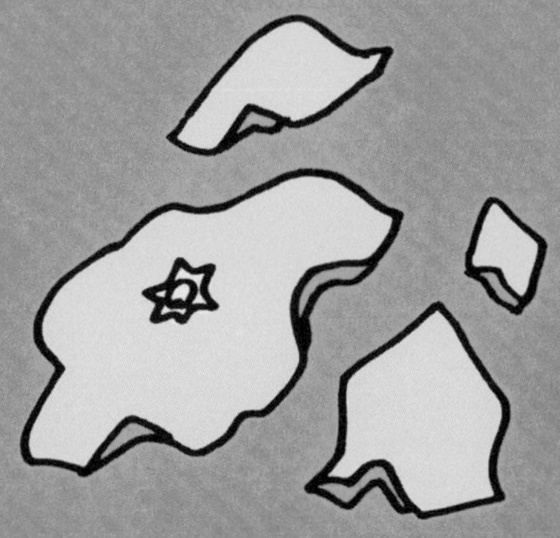

81 陳皮（ちんぴ）

●元気になる器官：脾・肺
●この不調に効く!
胃腸機能の低下・食欲不振・咳・痰・イライラ

✣効能・効果

熟したミカン（主に温州ミカン）の皮を日陰干しにして、乾燥させたものです。いい香りが精神をリラックスさせ、胃腸機能を改善し、食欲を出したりします。煎じたり、スープに入れたりすることで、咳止めや痰切りの効果が生じます。

温性なので体を内部から温め、「気」を巡らせるので、イライラを解消する効果があります。さらに、脾の働きを元気にするので、胃腸機能の改善に効果的です。胃腸虚弱で気分が詰まって精神的にイライラしがちの方におすすめです。

✣養生法

香りの有効成分は、加熱しすぎると飛んでしまうので、料理に使う際は長く煮込んだりせず､最後にさっと入れるのがおすすめです。

✣豆知識

ミカンの皮を天日干しすると、陳皮の代用品として用いることができます。風呂に入れると、血行が良くなり、首こりや肩こり、腰痛、肌荒れなどを改善するのでおすすめです。

✣相性のいい食材

セロリ・ニラ・ねぎ：香味野菜を合わせると、リラックス効果が高まります。

はちみつ：肺を潤す食材を合わせると、より肺が潤うので、痰がからむ方におすすめです。

ショウガ・ナツメ：脾を元気にする食材と合わせると、相互作用により、胃腸機能を改善する効果がより高まります。

属性：**温性・辛苦味・冬**

作用：**発散作用・運行作用・清熱作用・燥湿堅化作用・芳香性健胃作用・理気作用・温熱作用**

このタイプにおすすめ!：**気滞タイプ**

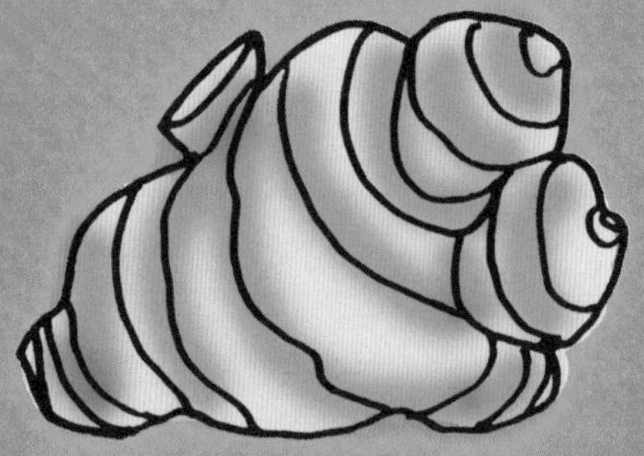

82 ショウガ（生姜・乾姜）

- 元気になる器官：脾・肺
- この不調に効く!
  免疫力の低下・風邪（予防）・食欲不振・冷え性・感染症

✣効能・効果

生のショウガを生姜、乾燥させたショウガを乾姜と分類します。乾姜は生姜よりも、温熱作用が高く、辛味も強いので、冷えのある方におすすめです。

特有の辛味成分であるジンゲロンやショウガオールは、体を温め、汗をかかせることで、体の外部に老廃物を取り除く解毒作用や解熱作用があります。免疫力を高めるので、風邪の予防にも効果的です。

辛み成分には胃腸を刺激し、食欲を増進させる力もあります。継続的に食べることで、冷え性の改善にも効果的です。

「気」を補い、発汗によって体内に停滞した冷え（寒邪）や余剰な水液（湿邪）を取り除く発汗作用があります。大量の汗をかくことで体内の解毒が進み、鼻詰まりや気持ちのふさぎといった心身の停滞を取り除くこともできます。そのため、胃腸虚弱で冷え性の方や感染症にかかりやすい方におすすめです。

✣養生法

生で食べると胃腸に刺激を感じる場合は、火を通すと辛味が弱まるので炒め物や汁物などにして食べると良いでしょう。ただし、一度に食べすぎると痔になったり、胃腸を悪くすることがあるので、適量を心がけてください。

✣豆知識

皮のすぐ下の部分に香りと辛みの成分が多く含まれているので、きれいに洗って皮ごと調理するのがおすすめです。

✣相性のいい食材

唐辛子・山椒：辛味成分をもつ食材と合わせると、温熱作用が強まるので、冷えを軽減する効果があります。

属性：**温性・辛味・夏～秋**
作用：**発散作用・運行作用・温熱作用・解毒作用・解熱作用・補気作用**
このタイプにおすすめ!：**脾虚タイプ**

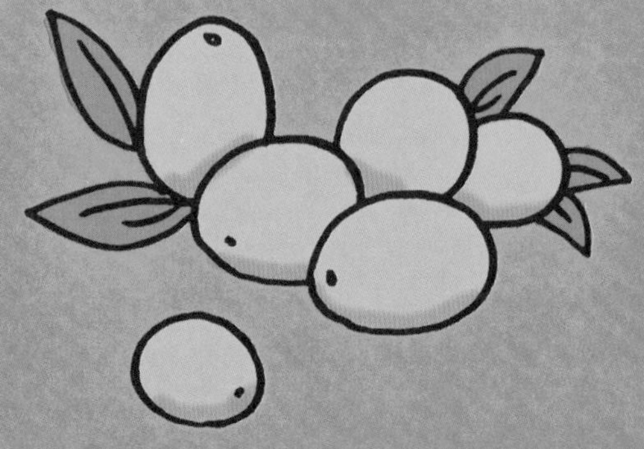

83 ナツメ（大棗）

●元気になる器官：脾・心

●この不調に効く！
疲労・貧血・免疫力の低下・イライラ・不眠・精神疲労・精神不安定

✣効能・効果

生薬では、ナツメを乾燥させたものを大棗といいます。鉄分やカルシウム、カリウム、マグネシウムなどのミネラル、葉酸やナイアシンなどのビタミンB群、食物繊維などが群を抜いて豊富で、滋養強壮や貧血の改善、免疫力アップの効果があるため、精神をリラックさせ、不安感や不眠症が改善されます。

「気」と「血」を補い、体に活力を生み出します。心（五臓）の働きを元気にして「血」を補うことで精神を落ち着かせ、興奮を鎮めるので、精神的に疲れているときに食べると良いでしょう。

✣養生法

胃腸機能（特に、脾）を改善する働きがあるため、胃腸系を元気にしたいときは、スープに入れて食べると良いでしょう。

✣豆知識

そのまま食べられますが、糖質がやや多めなので、食べすぎには注意しましょう。

✣相性のいい食材

小麦：精神を落ち着かせる食材と合わせると、より精神が安定します。

米：脾を元気にする食材を合わせると、相乗効果により胃腸機能をさらに改善できます。おかゆにすると消化が良くなるので、胃腸が弱っている方におすすめです。

山芋：補気作用と補脾作用の高い食材と合わせると、各々の作用を高め合うので、疲労の回復や胃腸機能の改善効果がより高まります。

属性：**温性・甘味・秋**

作用：**滋養作用・弛緩作用・補気作用・補血作用・養心安神作用**

このタイプにおすすめ!：**心気虚タイプ・脾虚タイプ・血虚タイプ**

84 山査子(さんざし)

●元気になる器官：脾・肝

●この不調に効く!
胃もたれ・消化不良・血行不良・冷え性・精神不安定・胃痛・吐き気・下痢・動機・息切れ

✣効能・効果

強い酸味をもつ果実です。東洋医学では、乾燥した山査子をよく使います。

食物繊維やカルシウム、マグネシウム、鉄分、ビタミンA、ビタミンCなどを含みます。消化を促し、血液循環を改善するので、胃もたれや消化不良、血行不良などに効果的です。温性なので、冷え性の方は積極的に食べたい食材です。

肝と心の働きを元気にするため、血行促進や駆瘀血作用に優れ、動機や息切れを改善する効果があります。

✣養生法

消化を促すので、消化不良や暴飲暴食、脂っこい食事などで胃が弱っているときに食べるのが良いでしょう。山査子茶やジャムなどにして摂取することができます。

✣豆知識

子宮の収縮作用があるという報告もあるので、妊娠前や妊娠中は摂取を避けたほうが良いでしょう。

✣相性のいい食材

ナツメ・ショウガ：補脾作用をもつ食材と合わせると、胃腸機能を守る働きやダイエットの効果が高まります。炒め物などに一緒に入れると良いでしょう。

シナモン：腸の蠕動運動を改善する食材を合わせると、より消化を促進します。

属性：**温性・甘酸味・通年**

作用：**滋養作用・弛緩作用・収斂作用・固渋作用・強心作用・補肝作用・駆瘀血作用**

このタイプにおすすめ！：**瘀血タイプ**

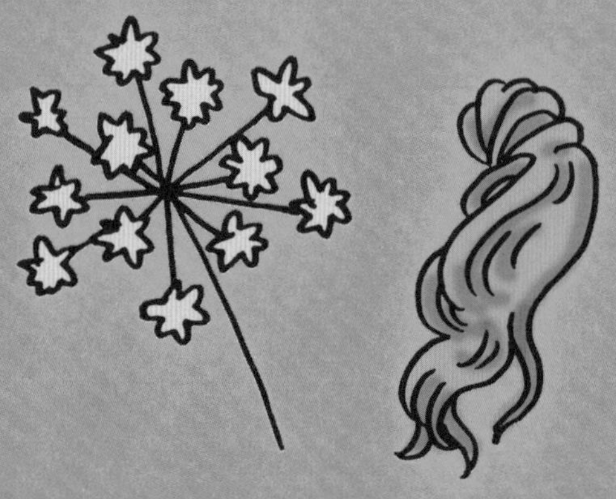

85 当帰（とうき）

- 元気になる器官：脾・肝・心
- この不調に効く!
  冷え性・貧血・血行不良・冷えによる痛み（手足の先や下腹部）・便秘・胃腸機能の低下

✣効能・効果

セロリのような香りをもち、生薬では根の部分を用います。

体を温め、血行を促進し、「血」を補う力があるので、冷え性や貧血を改善し、血流を良くします。女性におすすめの良薬としてよく使われています。冷えによる痛み（しもやけなど）や便秘などの改善にも効果があります。

血液の流れを改善する作用もありますが、「血」を補う効果がより高く、血虚タイプの方におすすめです。

脾の働きを元気にするので、胃腸機能改善に効果があります。

✣養生法

「血」を補い、「血」の巡りを良くするので、冷え性や血行不良に悩む方は積極的に食べると良いでしょう。生薬では根が使われますが、葉も食べることができます。葉は生でも食べられるので、サラダにしても良いですよ。

✣豆知識

中国では「女性の宝」と言われる生薬です。ただし、高濃度の当帰を摂ると、胃腸障害（胃もたれや胃の不快感など）を訴える方がいるので注意しましょう。

✣相性のいい食材

紅花：瘀血を改善する生薬と合わせると、「血」を補いながら「血」を浄化することができます。貧血や血行不良を改善する効果がより高まるので、瘀血タイプの方におすすめです。

ナツメ：補血作用や補脾作用をもつ食材と合わせると、「気」と「血」の生成能力が高まり、胃腸機能を改善する効果があります。

属性：**温性・甘苦辛味・通年**

作用：**滋養作用・弛緩作用・清熱作用・燥湿堅化作用・発散作用・運行作用・補血作用・補脾作用**

このタイプにおすすめ!：**血虚タイプ**

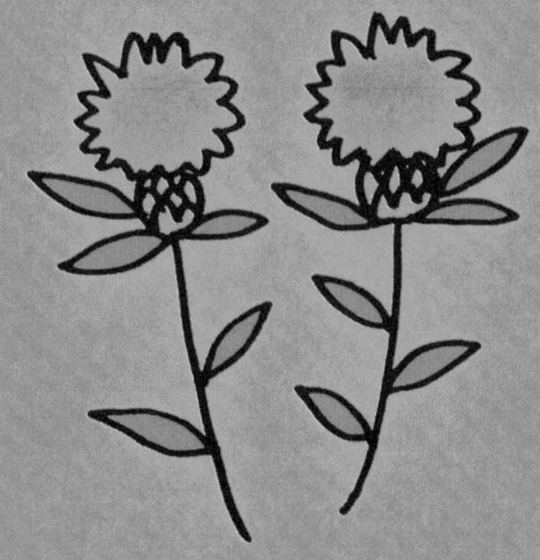

86 紅花(べにばな)

●元気になる器官：肝

●この不調に効く!

血行不良・生理痛・動脈硬化（予防）・高コレステロール・高血圧（予防）・月経不順・瘀血によるしびれ・瘀血による痛み

効能・効果

花としてのシーズンは夏～秋ですが、乾燥生薬は通年出回ります。血液を浄化する駆瘀血作用による血行促進の効果が素晴らしく、瘀血タイプを改善させる生薬として欠かせません。生理痛の改善や動脈硬化の予防、コレステロール値の改善など効果は多岐にわたります。

種からつくる紅花油(べにばなゆ)も、動脈硬化や高血圧の予防に役立ちます。

養生法

駆瘀血作用がとても強力なので、生理痛や月経不順などがあるときに食べると良いでしょう。瘀血によって生じているしびれや痛み（頭痛・肩こりなど）があるときにも食べたい食材です。

✣豆知識

瘀血を改善する薬は、汚れた血液や毒素を「下に下ろす」作用があり、堕胎に繋がる可能性を指摘されているため、妊娠中の瘀血薬は禁忌とされます。妊娠を考えている人も摂取は避けましょう。

✣相性のいい食材

ねぎ・ニラ：血行を促進する食材と一緒にスープなど汁物にして食べると、瘀血の改善効果が高まります。

豚肉・鶏肉：補血作用をもつ食材と合わせると、貧血を改善する効果がより高まります。

属性：**温性・辛味・夏〜秋**
作用：**発散作用・運行作用・駆瘀血作用**
このタイプにおすすめ!：**瘀血タイプ**

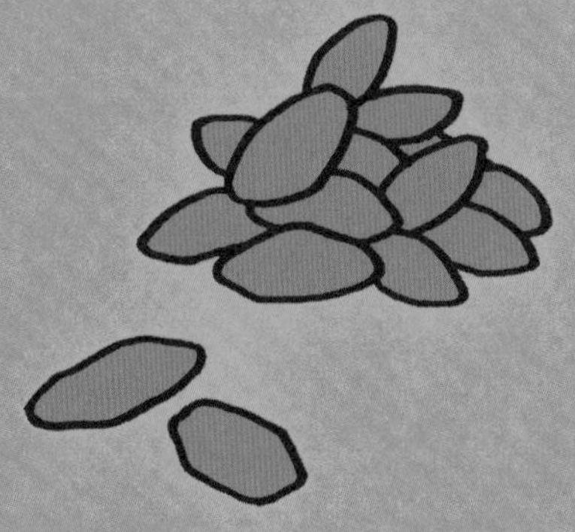

87 クコの実（枸杞子）

●元気になる器官：肺・肝・腎

●この不調に効く!

肌荒れ・貧血・免疫力の低下・疲労・抜け毛・眼精疲労・骨粗鬆症（予防）・老化・だるさ・肝機能の低下

✣効能・効果

ビタミンCや鉄分が豊富で、肌荒れや貧血の改善、免疫力の向上に効果があります。疲労回復や抜け毛、目の老化、骨粗鬆症、加齢による体力低下など、老化防止にも使われています。

「血」と「水」を補う補血作用と補陰作用に優れ、体に「血」と「水」を増やしてくれます。肝の働きを元気にするので、眼精疲労や貧血を改善します。

✣養生法

栄養価が高いので、出汁やスープにした場合でも、実はしっかりと食べるようにしましょう。
滋養強壮の生薬として癖がなく、万人におすすめできますが、疲労倦怠を感じる虚弱体質の方は積極的に摂取すると良いでしょう。

✣豆知識

古くから長寿の生薬、食材として珍重され、生薬では枸杞子と言います。西洋では、ゴジベリーと呼ばれており、スーパーフードとして注目されています。

✣相性のいい食材

はちみつ・杏・梨：補陰作用をもつ食材と合わせると、肌を潤す効果がより高まります。
菊の花（菊花（きくか）という生薬）：肝を元気にする食材と合わせると、眼精疲労の改善効果が高まります。特に、菊花ひとつまみと一緒にお湯に溶いて、お茶のようにして飲むと効果的です。

属性：**平性・甘味・通年**
作用：**滋養作用・弛緩作用・補血作用・補陰作用・補肝作用**
このタイプにおすすめ!：**血虚タイプ・陰虚タイプ**

88 葛（くず）

●元気になる器官：脾
●この不調に効く!
発熱・首こり・肩こり・骨粗鬆症（予防）・便秘（発熱時）

✣効能・効果

体の余剰な熱や首や肩などのこわばりを取り除き、汗をかかせる発汗作用があります。

ほとんどがデンプン（炭水化物）でありながら、イソフラボンの誘導体やリンなどを含み、骨粗鬆症の予防効果があります。

整腸作用もあるので､発熱による便秘の際に摂ると良いでしょう。

✣養生法

涼性のため、食べ続けると体が冷えるので注意しましょう。発汗を促し、体の熱を取り除くので、肩こりや首こりがある場合は、葛湯などにして摂ると良いでしょう。

✣豆知識

葛根は、辛涼解表薬という生薬であり、「葛根湯(かっこんとう)」は葛の根を乾燥させたものです。風邪のひきはじめに飲むと効果が発揮されますが、長期的に使い続けるのではなく、発熱時に短期的に使うようにすると良いでしょう。

✣相性のいい食材

ショウガ：体を温める食材と合わせると、体を温めながら汗をかくことができるので、冷え性の方におすすめです。

シナモン（桂皮）：発汗作用をもつ食材を合わせると、体内にこもった悪い熱をより取り除くので、首こりや肩こりの改善に効果があります。

属性：**涼性・甘辛味・通年**

作用：**滋養作用・弛緩作用・発散作用・運行作用・清熱作用・発汗作用・整腸作用**

このタイプにおすすめ!：**実熱タイプ**

渇きやほてりを感じている方のおやつに最適！ 葛まんじゅう

体に潤いを補って余剰な熱を冷ましてくれる「葛」を使った和菓子です。

材料／2個分

- 葛粉 ……… 15g
- 砂糖 ……… 15g
- 水 ……… 75ml
- こしあん ……… 20g
- きな粉 ……… お好みで

作り方

❶鍋に砂糖を入れ、水と葛粉を加えてよく混ぜる
❷❶を強火にかけ、木べらで2分ほど混ぜる
❸半透明になったら、弱火で全体が透明になるまで練る
❹ラップを広げ、3を2つに分けて丸く包む
❺❹の口をゴムで留めて、冷水で冷やす
❻器に盛って完成。お好みできな粉をまぶしてください

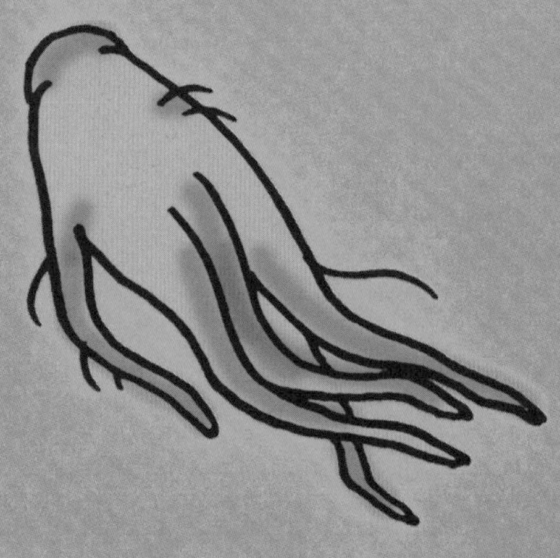

89 薬用人参

●元気になる器官：脾・肺・肝・腎・心

●この不調に効く!
免疫力の低下・疲労・体力の低下・血行不良

✣効能・効果

野菜のニンジンとは違い、高麗人参や朝鮮人参などと呼ばれます。

サポニンという特有の苦味成分が、免疫力アップや体力回復、血行促進などの効能を発揮します。ほかにも、ビタミンやミネラルが多く含有されており、体に元気をつける生薬として重宝されています。

五臓すべての働きを元気にし、精神を安定させる安心養神作用ももつ、優れた生薬です。

「補気の王」と呼ばれ、特に脾と肺の働きを元気にすることで、「気」を強力に補います。消耗性疾患からの回復や虚弱体質の改善におすすめです。

✣養生法

血圧を上げる力が高いので、高血圧傾向の方は注意しましょう。

✣豆知識

薬用人参には、水参（すいじん）、白参（はくじん）、紅参（こうじん）の３種類があります。水参は乾燥させないままのもので、白参は皮を剥いてそのまま乾燥させたもの、紅参は蒸した水参を乾燥させたものです。紅参にする過程で、サポニンが多くなり、栄養素が凝縮されます。

韓国料理の参鶏湯（サムゲタン）は、薬用人参と鶏肉を煮込んだスープを使うので、効能の高い優れた食べ方です。

✣相性のいい食材

ナツメ・ショウガ・鶏肉・もち米：「気」を補う食材を合わせると、相乗効果により、疲労回復に効果的です。スープにするのもおすすめです。

属性：**平性・苦味・通年**
作用：**清熱作用・燥湿堅化作用・補脾作用・補肝作用・補腎作用・安心養神作用・補気作用**
このタイプにおすすめ!：**脾虚タイプ・肺気虚タイプ・気虚タイプ**

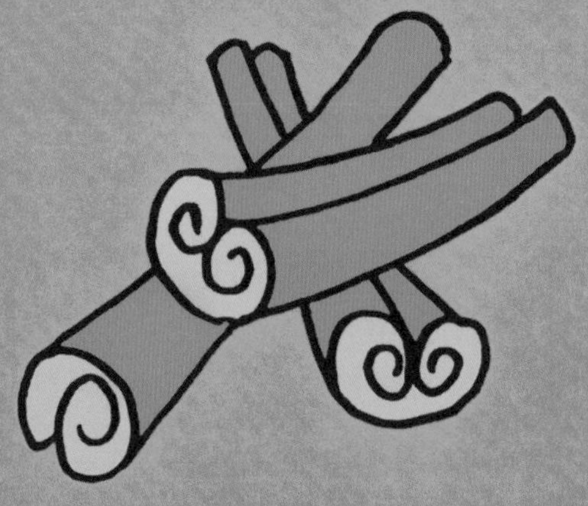

90 シナモン（桂皮）

- 元気になる器官：脾・心・肺・肝
- この不調に効く!
血行不良・冷え性・イライラ・精神の不安定・食欲不振・冷えによる痛み・動機・息切れ

✣効能・効果

体（内臓）を温める温熱作用がとても強い生薬です。特有の桂皮アルデヒドが含まれ、これが末梢神経を拡張するので血行促進効果と温熱作用を発揮します。精神を落ち着ける鎮痛作用もあるとされます。また、強い香りが食欲不振を改善します。

発汗作用があり、体を温めることで、体内の冷えによる不調や痛み（腹痛や手先の痛み）を取り除く効果もあります

心（五臓）の働きを元気にするので、動機や息切れの改善、リラックス効果もあります。

✣養生法

温性がとても強い熱性の生薬であり、内臓部を温める温熱作用はトップクラスです。ただし、食べすぎるとほてりを感じる場合があります。注意しましょう。

✣豆知識

日本では古くからニッキとして使われてきました。シナモンは、外皮といって樹皮を乾燥させたものですが、ニッキは根っこ部分を使っています。味や風味に多少の違いはありますが、効能はほとんど変わりません。

✣相性のいい食材

紅茶・温かい牛乳：リラックス効果をもつ食材と一緒に摂ると、さらに精神を安定させます。

ショウガ：体を温める食材と合わせると、より体を温め、消化吸収が高まります。

属性：**熱性・甘辛味・通年**

作用：**滋養作用・弛緩作用・発散作用・運行作用・温熱作用・精神安定作用・鎮痛作用・芳香性健胃作用・発汗作用**

このタイプにおすすめ!：**陽虚タイプ**

COLUMN

味付けは1週間で慣れる

３章では、野菜から肉、生薬など、さまざまな食べものをご紹介しました。中には、レシピをご紹介している食べものもありましたが、どれも食材の味を活かすような味付けにしています。

そのため、もしかすると「味が薄い」と感じる方もいらっしゃるかもしれません。しかし、「味がしない」と感じるのは、味覚がマヒしているだけです。

外食が多かったり、濃い味付けに慣れてしまっていると、食材本来の味や出汁の旨味を味わうことができなくなるのです。さらに、濃い味付けは、塩が多かったり、カロリーが高かったりするので、体の不調の原因にもなりかねません。そこで、食材の本来の味を楽しめる"薄味"がおすすめです。

いきなり薄味に変えると、「味がしない」と感じ食事そのものを楽しめなくなってしまうといけないので、まずは塩を減らして酸味（レモン汁や酢）で味付けをしてみましょう。酸味をつけることで味がしっかりとつくため、「味がしない」と感じなくなり、美味しく食べられます。

たとえば、炒め物をつくるときに塩ではなく酢を入れる、サラダにかけていたドレッシングをオリーブオイルとレモンにするなど、手軽にできることからはじめてみましょう。だまされたと思って試してみてください。

第四章

ずぼらなよう子さんの養生週間

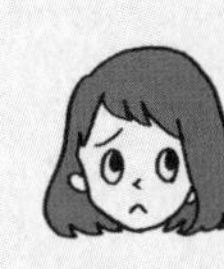

よう子　20代の会社員。デスクワークの毎日で、体の不調に悩む女性。冷え性や頭痛などを根本的に治したいけれど、どうすればいいのかわからない。

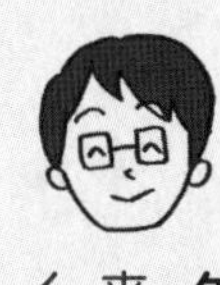

タクヤ先生　神奈川県にある漢方薬局の薬剤師。相談に来られる方へ漢方薬の処方だけでなく、食生活のアドバイスもしている。

ある日、よう子さんは友人とランチをしていました。そこで自分の体調のことを話していると、友人に予約制の漢方薬局を勧められました。後日、よう子さんは、ドキドキしながら紹介された漢方薬局を訪れました。

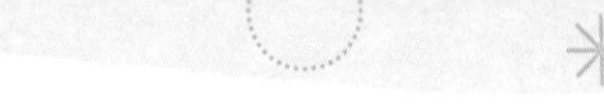

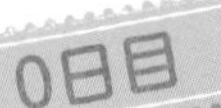

養生法は日々の生活に取り入れられる

「はじめまして。予約したよう子と申します」

「はじめまして。漢方薬剤師の杉山卓也です。皆さんからはタクヤ先生と呼ばれています。今日はよろしくお願いします」

「よろしくお願いします」

「こちらへお掛けください」

「はい」

＊＊＊

「では、早速ですが、よう子さんの自己紹介をお願いできますか。年齢と職業、体調で悩んでいることを教えてください。そのあと、いくつか質問しますね」

「はい、わかりました。28歳、会社員です。仕事は事務作業が多く、毎日座りっぱなしです。最近、頭痛がするので痛み止めの薬を飲んでいるのですが、効きが悪くなってきた気がしています。あとは、生理痛がひどいので生理期間中は、何度か会社を休んでいます。最近、体調が優れないので、どうしたらいいかと思い、友人に相談したところこちらを紹介されました」

「なるほど、ありがとうございます。薬が効きづらいのは、つらいですね。今、痛みはありますか？」

「今は大丈夫です」

「さて、今日は、ご友人の紹介でご予約くださったとのことですが、よう子さんは、漢方薬を飲んだり、養生を行ったことはありますか？」

「漢方薬は飲んだことないです。高いイメージがあるので……。あと、養生というのは、たとえばどういうことでしょうか？」

「養生は、“健康でいるために務める”ということです。よくあるのが、食べもので健康になる食養生と、生活の仕方で健康になる生活養生です」

「なるほど。それなら、野菜を摂らないといけないと思ってサラダを食べたり、野菜ジュースやスムージーを飲んだりしています。あとは、お腹が空いてもご飯の時間まで我慢して、お菓子を食べないように気をつけています」

「うんうん。ありがとうございます。よう子さんは、食べるものに気をつけて生活されているんですね」

「はい。雑誌やネットで紹介されたスーパーフードなども買ったりしています」

「なるほど。すばらしいです」

「ありがとうございます」

＊＊＊

「では、食べものに気をつけていて大変なことなどはありますか」

「大変なこと……お腹が空いても我慢しなければいけないのはつらいです。それにお菓子も食べたいです」

「そうですよね。たまにはお菓子も食べたいですよね」

「はい」

「でも今の話だと、よう子さんは健康のために間食を我慢して、お菓子も食べないようにされていますよね」

「はい、そうです。食事は３食にして、間食はしないようにしています」

「それはなぜですか？」

「なぜ……？　間食をすると太るからです」

「本当にそうでしょうか？」

「え……そうではないんですか？　お菓子とかを食べると太るので、と思っていました」

「食養生では、お腹が空いたら食べたほうがいいんです」

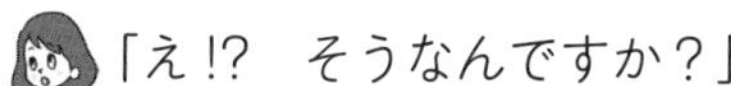
「え!?　そうなんですか？」

「そうなんです。あと残念なことに、野菜を摂るのにサラダや野菜ジュース、スムージーは適していないんです」

「えー、野菜を食べればいいと思っていました」

「もちろん野菜は食べるべきですが、食べ方に工夫が必要なんです」

「そうだったんですね」

＊＊＊

「よう子さん、これから１週間、養生法を学んでみませんか？日々の食べものや食べ方、生活の仕方を変えられたほうが良いと思いますよ」

「たしかに、食べものであれば気をつけることはできそうです。それに、お腹が空いたら食べたほうがいい理由も気になります。ぜひ、教えてください！」

「わかりました。では、１週間かけて養生について学んでいきましょう。よろしくお願いします」

「はい。よろしくお願いします」

……………

こうして、よう子さんは１週間、タクヤ先生に養生法を教えてもらうことになりました。

1日目

養生をはじめるのに意気込みはいらない

「昨日はありがとうございました。今日からよろしくお願いします」

「こちらこそよろしくお願いします。では、まずおさらいです。養生とは何だったでしょうか？」

「えっと、養生は健康になるための方法で、食べもので健康になる食養生と生活の仕方で健康になる生活養生があります」

「はい、そのとおりです。さすがですね」

「よかったー」

＊＊＊

「では、養生がわかったところで、今日は養生をはじめる前に知っておきたいことをお話しします」

「養生をはじめる前に知っておきたいことですか？」

「そうです。もし、養生がつらいものだとしたらどうですか？続きそうですか？」

「え、つらいものなんですか!?」

「いえいえ、たとえばの話ですよ」

「よかった。うーん、つらいのであれば続かないかもしれないです」

「そうですよね。養生は、食べものや生活の仕方など、日々の生活に密接に関係しています。それがつらいものだとしたら、毎日つらい思いをしなければいけないですよね」

「毎日『つらい』と思いながら生活していたら健康になれそうにないですね」

「そうなんです。でも、健康的な生活をするために、つい『あれもしなければいけない』『これもしなければいけない』と考えてしまいませんか？」

「たしかにそうですね。野菜を食べなきゃいけないとかお菓子は食べたらダメとか考えてしまいます」

「そういった『〇〇しなくてはいけない』と考えるのをまずはやめてみましょう」

「毎日、あれもしなきゃ、これもしなきゃと思うと疲れちゃいますね」

「そうです。養生は他人に強いられるものではなく、自分が健康になって、楽しい毎日を送るためにすることなので、『〇〇しなくてはいけない』と考える必要はないんです」

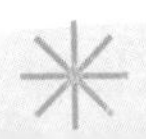

「そうか、自分が健康になるためにしていることですもんね」

＊＊＊

「それに、義務になってしまうとストレスになってしまいますからね。ストレスは健康にとって大敵です。ストレスによって胃が痛くなったり、頭痛が生じたり、心の健康も害されます。そのため、いくら養生していても養生自体がストレスになっていると健康にはなれないんです。仕事が忙しいときもあるし、気が乗らないときもあります。そういうときに無理する必要はないんです」

「なるほど。仕事が忙しいと帰宅するのが遅くなって、コンビニのお弁当を食べることもありますが、それはそれで良しとしていいんですね」

「そういうことです。だからといって毎日忙しいからコンビニのお弁当でいいということではありませんよ」

「は、はい……」

＊＊＊

「何となく健康になりたいと思っていてもなかなか続かないのが人間です。そのためにも、何のために養生するのかを考えるといいですよ。たとえば、“体重を４キロ落としたい”とか“生理痛を少しでも軽くしたい”とか、目的や目標を決めておけば、野菜とお肉が入ったお弁当とか今日は魚を食べようとか、少しでも健康的な選択が少しずつできるようになれます」

「なるほど。私の目的は、体の不調を治すことです」

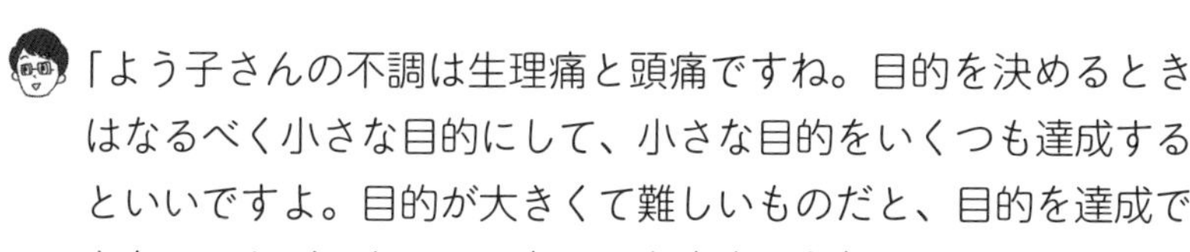

「よう子さんの不調は生理痛と頭痛ですね。目的を決めるときはなるべく小さな目的にして、小さな目的をいくつも達成するといいですよ。目的が大きくて難しいものだと、目的を達成できないことがストレスになってきますから」

「小さな目的ですか。頭痛がするので、毎日痛み止めの薬を飲んでいますが、それを２日に１回にしたいというのでも良いですか？」

「うんうん。いいですね。薬を飲む回数が２日に１回を達成できたら、次は３日に１回など、目的を更新して達成していくといいですよ」

「はい、わかりました」

「では、よう子さんの目的も決まったので、明日から具体的な方法をお伝えしていきます。よろしくお願いします」

「よろしくお願いします」

1日目のまとめ

養生するうえで心がけたいことは3つ。

- ◉他人に強いられるものではないこと
- ◉自分が健康になって、楽しい毎日を送るために行うということを忘れない
- ◉“しなくてはいけない”という気持ちでしないこと

ストレスは大敵です。養生は義務ではないので、無理しないように取り組みましょう。

2日目

普段食べているNG食材をチェックし、食べる量を減らす

「今日は、“食べるべきでないもの”についてお話します。よう子さんの好きな食べものと嫌いな食べものを教えてください」

「好きな食べものはお肉です。嫌いな食べものは魚です。テレビで魚は健康にいいと言っているのをよく見ますが、やっぱり魚のほうが健康にはいいんですか？」

「うーん、そういうわけではないですよ。肉も魚もどちらもタンパク質が豊富で、体を元気にする力があります。食べものにはさまざまな栄養があるので、“何を食べれば健康になれるか”というよりも、“何を食べてはいけないか”のＮＧ食材を知っておくのがいいですよ」

「“食べてはいけない食べもの”ということですか？」

「そのとおりです。食養生では、避けるべきＮＧ食材が７こあります。それは、脂っこいもの、甘いもの、味の濃いもの、辛いもの、冷たいもの、生もの、消化に悪いもので、胃腸機能に負担をかけてしまうからなんです」

「えー！　甘いものも、冷たいものも、辛いものもよく食べています……」

「大丈夫です。ＮＧ食材すべてを食べてはダメということでは

なくて、毎日の食事や間食から１つでも取り除けばＯＫです。これができれば、食養生の70％くらいはすでに達成されたと言ってもいいですよ」

「よかった。あれもこれもダメって言われると、ストレスになって余計に食べたくなっちゃいます」

「そうですよね。昨日お話ししたように養生がつらいものになると続かないし、ましてやストレスになると健康ではないですからね。食べすぎないように注意すれば、食べたいものは食べていいんです。ところで、昨日の夜ごはんは何を食べましたか？」

「えーっと、昨日は友達と焼肉に行きました」

「じゃあ、昨日の朝ごはんは？」

「朝はコーヒーだけです」

「うんうん。じゃあ、３日前の夜ご飯は？」

「３日前!?　うーん、何を食べたかすぐには思い出せないです。どうして３日前に食べたものを聞くんですか？」

「食べたものを覚えていないということは、自分がＮＧ食材を食べているかどうかが把握できていないということともいえます。だから質問してみました」

「なるほど。野菜は食べるようにしていますが、覚えていない

ものがＮＧ食材だったら、その食生活は良くないということいなりますもんね」

「そういうことです。どれだけＮＧ食材を食べているのかチェックするために、３日前の朝食から自分が何を食べたのか思い出してみましょう。紙に書き出して、ＮＧ食材に丸をつけてください。そうすると一目瞭然ですよ」

「はい、書き出してみます」

1日目	2日目	3日目
朝：アイスコーヒー	朝：ゼリー	朝：アイスコーヒー
昼：ラーメン・アイス	昼：パスタ	間食：ゼリー
間食：野菜ジュース	間食：ポテトチップス	昼：海鮮丼・味噌汁
夜：オムライス・野菜スープ	夜：焼肉（カルビ）	夜：カレーライス・アイス

「わー、ＮＧ食材ばっかりだ」

「たしかに。でも、これから１つでも減らしていけばいいんです」

「うーん、これらをすべてやめるというのは難しいです。何から減らしたらいいでしょうか」

「そうですね。よう子さんがかんたんにできそうなのは、冷たい飲み物を温かい飲み物にすることですね」

「アイスコーヒーをホットコーヒーに変えるだけでいいんでしょうか？」

「そうです。“NG食材”を“食べてもいい食材”に置き換えてあげればいいんです。ほかにも、ポテトチップスをナッツや甘栗などに置き換えれば、これも立派な食養生になりますよ」

「なるほど。それならすぐにできそうです」

「よかったです。あとは、アイスクリームとホットコーヒーのように冷たいものと温かいものを一緒に摂る食べると、体を冷やしにくくなるので、このような工夫をして、無理せずNG食材を減らしていきましょう」

2日目のまとめ

◉食養生における食べることを避けたい“NG食材”を知っておきましょう

脂っこいもの、甘いもの、味の濃いもの、辛いもの、冷たいもの、生もの、消化に悪いもの

◉自分が摂っているNG食材の量を把握しましょう

自分が食べたものを書き出し、NG食材をチェックすることで、どれだけ自分がNG食材を摂っているかがわかります。チェックをしたらNG食材を1つでも減らすようにしましょう。

◉NG食材は、食べてもいい食材に置き換えたり、食べていい食材と一緒に食べましょう

例）　ポテトチップスやチョコレート→ナッツや甘栗など
カルビなど脂身の多い肉→ヒレなどの赤身肉
アイスクリーム→温かいものと一緒に食べる

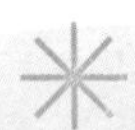

3日目

食事の「量」を整える

「今日は、食事の“量”についてです。よう子さん、突然ですが今日の朝ごはんは何でしたか？」

「ホットコーヒーです。冷たいものはＮＧ食材だと学んだので、ホットにしました」

「いい心がけですね。でも、コーヒーだけですか？」

「はい。家を出るぎりぎりまで寝ていたいので、朝ごはんはコーヒーや栄養補給ができるゼリーで済ますことが多いです」

「なるほど。それでお昼ごはんまでにお腹が空いてしまうんですね」

「そうなんです。間食は太ると思ってお菓子は食べないように気をつけています」

「うんうん。朝ごはんはコーヒーやゼリーなどではなく、ごはんやパンを食べたほうがいいですね。それと、お腹が空いたときは間食を挟むほうがいいですよ」

「やっぱり朝ごはんは食べないといけないんですね……」

「はい。朝ごはんは、１日のエネルギーを補給するなど、生活を整える大切な役割をもっているんですが、詳しいことは、後日お話しますね」

＊＊＊

「間食は、食べても太らないんですか？」

「間食自体は太るものではないですよ。むしろ、食養生では、空腹を感じたときに食べることが理想とされているので、間食を挟むほうがいいんです」

「そうなんですね。間食すると食べる回数が増えるので太ると思っていました」

「食べる回数は関係ないんです。間食で食べすぎたり、ＮＧ食材を食べると太る可能性が高くなります」

「なるほど。間食で太るのは、食べるものが良くないということなんですね」

「そういうことです。ＮＧ食材を食べてもいい食材に置き換えればＯＫです」

＊＊＊

「あとは、食べすぎないことです。よく適量は、"腹８分目"だと言いますが、よう子さんはどれくらいの量だと思いますか？」

「え、腹８分目は、お腹が苦しくないぐらいの量ですか？」

「正解は、次の食事の時間にほどよく空腹を感じる程度、あるいは、食べ終わったときにもう少し食べたいなと感じる程度の量です。だから、よう子さんの答えも正解ですね」

「では、お腹が苦しいと思うほど食べるのは、食養生的にダメということですか？」

「そういうことです。食べられるからといって、腹８分目を超えてしまうことは、食養生的にはＮＧです」

「お腹が空いているときは、つい腹８分目では満足できず、腹10分目まで食べまっていました……」

「最初から腹８分目を目指さなくてもいいですよ。無理は禁物です。お腹がいっぱいかもしれないと思ったら、食べるのをストップする。まずはここからはじめましょう」

「え、それだけですか !?」

「そう、これだけです。かんたんでしょ？　お腹がいっぱいになるということは食べすぎている状態ということです。だから、そうなる前にストップすれば、腹10分目にはならないですからね」

「なるほど、そうですね。でも、食べている途中でお腹がいっぱいになるとご飯を残してしまいますよね。それはちょっともったいないと思ってしまします」

「そういう場合は、少しの量をお皿に盛って、食べ終わったときにまだお腹が空いている場合は、少しおかわりをする。そうすれば、食べすぎることは防げますね」

「そうですね。おかわりすることでたくさん食べている気もするし、お腹がいっぱいになったように感じそうです」

「それにお腹が空いたら間食を食べて良いと思うことで、無理して食べることもなくなりますよ」

「はい。お腹が空いたときは、我慢せずにうまく間食を活用します」

「今日は食事の“量”の整え方をお話ししましたが、ほかにも食事の際に整えるべきものに、“時間”と“バランス”があります。明日は、“時間”の整え方についてお話ししますね」

「つまり、整えるべきものは、“量”と“時間”と“バランス”の3つがあるということですね。明日もよろしくお願いします」

「はい。よろしくお願いします」

3日目のまとめ

◉お腹が空いたときは我慢せずに間食を挟みましょう

“食べすぎないこと”と“NG食材を食べないこと”には気をつけましょう。

◉食べるときは腹8分目を意識して、お腹がいっぱいになるまで詰め込むことはやめましょう

- “お腹がいっぱいかもしれない”と思ったら食べるのをストップする
- 食事のときは、少しの量で食べはじめ、食べ終わったときにお腹が空いていたら、少しの量をおかわりする

4日目

食事の「時間」を整える

「よう子さん、今日は朝ごはんを食べられましたか？」

「はい。タクヤ先生に『朝ごはんは食べたほうが良い』と教えていただいたので、今日はパンを食べました」

「おお、すごいです。さっそく行動に移すことができましたね」

「ありがとうございます」

「昨日、朝ごはんには１日のエネルギーを補給する役割があると言いましたが、ほかにも大切な役割があるんです。よう子さん、体内時計って知っていますか？」

「はい。体内時計があるから、眠くなったり、目が覚めたり、お腹が空いたりするんですよね」

「そのとおりです。ただ、体内時計は24時間より少し長い周期になっています。１日は24時間なので、毎日少しずつずれていくんです」

「そうですね。でも、毎日少しずつ時間がずれるからといって、何か悪いことでもあるんですか？」

「いい質問です。毎日少しずつでも体内時計の時間がずれて、12時間ずれたとしたら体内時計が昼夜逆転してしまうんです」

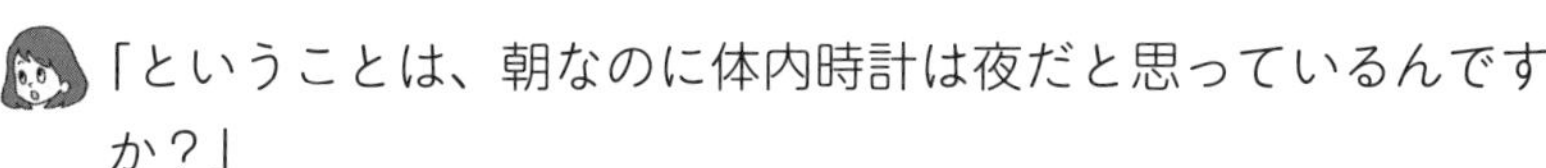

「ということは、朝なのに体内時計は夜だと思っているんですか？」

「そういうことです。体内時計がずれると、朝起きられないだけでなく、気分が落ち込んだり、やる気が出なかったりと、メンタルの問題も生じるんです」

「えー、メンタルにも影響するんですか!?」

「そうなんです。体内時計は１日のリズムなので、リズムが崩れると不調が生じやすくなります。そして、このリズムが崩れないように一定に保つ方法の１つが朝ごはんなんです」

「朝ごはんって、とても大切じゃないですか」

「そうです。だから、朝ごはんは食べるべきなんです。

＊＊＊

「さらに、体内リズムを一定に保つために、起きてから１時間以内に朝ごはんを食べることが良いとされています」

「起きて１時間以内ですか……それだとお腹が空いていないかもしれないです。それでも食べなきゃいけないですか？」

「良い質問ですね。食養生では、お腹が空いたときに食べるのが理想とされているとすでにお話ししましたよね。実は、いちばん良くないのは、食欲がないのに無理やり食べものを詰め込むことなんです」

「ということは、朝起きたときにお腹が空いた状態でないといけない……」

「そのとおりです。そうすると、前日の夜ご飯を食べすぎないようにしないといけません。となると、夜ご飯を食べられるようにお昼ごはんを食べすぎないように……と、昨日お話しした腹８分目が効いてくるわけです」

「たしかに、夜にたくさん食べたり、夜遅くに食べたりすると、次の日起きてもお腹が空いていないこともよくもあります。でも、それは体内時計のリズムが崩れてしまうということになり、体に不調をきたしてしまうんですね」

「大正解！　つまり、食事の時間も体内時計のリズムに関係するんです」

「朝ご飯は起床後１時間以内に食べるとして、あとの２食はどうすればよいでしょうか？」

「昼ご飯は、午後のエネルギーを補給するために、腹８分目を心がけて食べると良いです。夜ご飯は、寝る２時間前までに食べてください。これは食べたものを消化するのに、２時間程度かかるからです。また、夜は寝るだけなので、朝や昼よりも少なめの量を食べるのが良いです」

「夜ご飯はたくさんの量を食べてしまいがちですけど、そうすると朝ご飯が食べられなくなりますもんね。気をつけます」

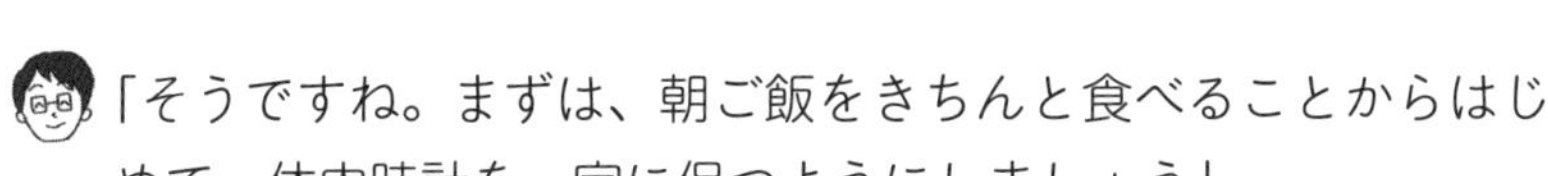

「そうですね。まずは、朝ご飯をきちんと食べることからはじめて、体内時計を一定に保つようにしましょう」

4日目のまとめ

◉体内時計のリズムが崩れると不調が生じやすくなるので、体内時計のリズムを一定に保ちましょう

体内時計を一定に保つ方法

・毎日、同じ時間に寝起きする

・起きたら日の光を浴びる

・起床後1時間以内に朝ごはんを食べる

昼ごはんや夜ご飯は食べすぎないように気をつける

◉食養生では、食欲がないのに無理やり詰め込むことは、いちばん良くないです。お腹が空いていない場合は、お腹が空くまで何も食べなくてもOKです

体内時計を一定に保つために、食事の時間を決めることは大切ですが、無理は禁物です。

5日目

食事の「バランス」を整える

「今日は、整えるべきものの３つめ、“バランス”についてお話します。昨日までの２日間で、食事の“量”と“時間”を整える方法について学びましたね」

「はい。お腹が空いたら食べるほうが良いと聞いて、我慢せずに間食を食べるようになったので、気が楽になりました。それに今までは夜ご飯をたくさん食べていましたが、昨夜はいつもよりご飯の量を少なくしたので、今朝はお腹が空いて目が覚めました」

「それはいいことです。朝からしっかり食べられましたか？」

「はい。でも、平日は仕事に行かないといけないので、朝ごはんを準備するのが大変で、毎朝パンになってしまいます」

「それは菓子パンですか？」

「はい。チョコレート系の菓子パンは選ばないようにしていますが、食パンだと焼いたりする必要があるので、そのまま食べられるパンを買っています」

「なるほど、朝ごはんを食べることは良いことですが、毎日菓子パンだと、バランスが良くないですね」

「バランスですか？」

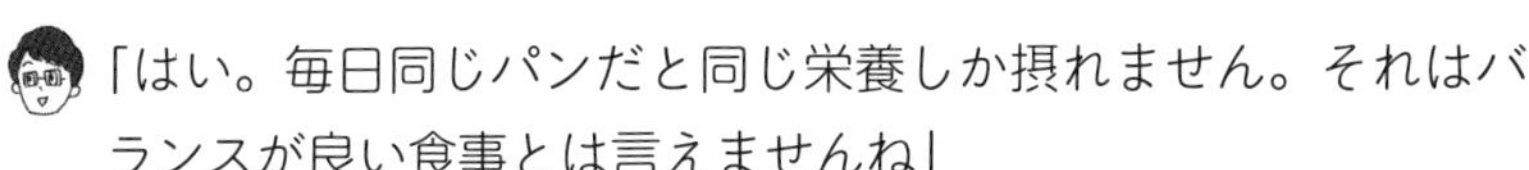

「はい。毎日同じパンだと同じ栄養しか摂れません。それはバランスが良い食事とは言えませんね」

「そうですよね」

＊＊＊

「よう子さんはバランスの良い食事と聞いて何をイメージしますか？」

「うーん、使われているお肉や野菜の種類が多くて、メインの料理とサラダやご飯など品数が多い食事をイメージします」

「そうですよね」

「え、違うんですか？」

「うーん、半分は正解です」

「半分ですか？」

「はい。野菜やお肉、お米など、食材の種類が多いことは正解です。でも、品数は関係がないんです。つまり、野菜炒めみたいに１品でも複数の食材が摂れたら、バランスが良いと言えます。今、よう子さんは朝ごはんにパンを食べていますが、そこにスープをプラスするだけでもバランスが格段に良くなります」

「じゃあ、コンビニで売っている“１日分の野菜が入ったスープ”みたいなものでもいいってことですか？」

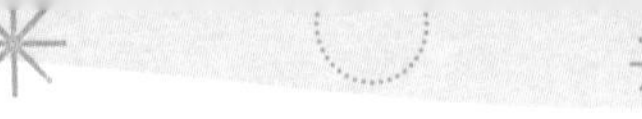

「そういう加工品には、長持ちさせるための保存料や風味をつけるための化学調味料が入っていたり、味が濃いから、できれば自分でつくるほうがいいですね」

「なるほど、でも大変そうです……」

「そんなに難しく考えなくても大丈夫ですよ。じゃがいもやニンジン、たまねぎなどの食材を切って煮込んでおけばスープの出来上がりです。そこにソーセージなどの肉類を入れるとよりバランスが良くなります」

「切って煮込むだけならかんたんそうだし、一度にたくさんつくっておけますね」

「さらに、旬の食材を入れるのがおすすめですよ」

「旬の食材？」

「たとえば、トマトの旬は夏、ねぎの旬は冬だけれど、これは食べものがもっている栄養や作用がその季節にあったものだからです。トマトはみずみずしくて熱を取り除く力があるから、暑い夏にその力を発揮します。一方、ねぎは体を温めて血行を良くするので、寒い冬にその力を発揮するんです」

「へー、旬って理にかなっているんですね」

「そうなんです。お休みの日につくっておいてもいいですね」

＊＊＊

「つくっておいたスープを温めてパンやごはんと一緒に食べると、一気にバランスの整った朝ごはんになりますよ」

「パンだけ食べる場合は菓子パンを選びがちですが、スープがあるのなら菓子パンじゃなくてもいいですね」

「パンを食べる場合は、全粒粉のパンやバターの量を抑えている食パンなどがおすすめです。スープにご飯を入れて電子レンジで温めるとお手軽な朝ごはんになりますよ」

「ご飯は消化がいいんですね。パンばかりではなく、ご飯を食べる日もつくるようにしてみます」

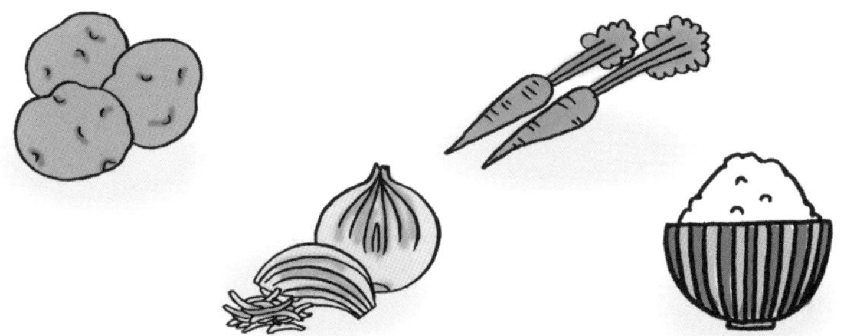

5日目のまとめ

- 1品でもいいので、栄養バランスの良い食事を心がけましょう 複数の食材を一緒に食べられるので野菜炒めやスープがおすすめです
- 旬の食材は、季節に合った栄養や作用をもっているので、意識して摂ると食事のバランスがより良くなります

6日目

食べものの栄養を無駄なく摂る調理法

「昨日、複数の食材を一緒に食べられるうえに、バランスが良いということで、スープをおすすめしましたね。実は、スープをおすすめしたのには、ほかにも理由があるんです」

「え、さらにメリットがあるんですか？」

「そうなんです。食材に含まれる栄養は調理法によって失ってしまうことがあるのですが、スープは栄養を余さず摂ることができるんです」

「え、栄養を失ってしまうことがあるんですか？」

「そうなんです。食材はいろいろな栄養をもっていますが、熱に弱かったり、水に溶けやすかったりするんです」

「じゃあ、熱に弱い栄養をもつ食材を炒めると栄養がなくなるんですか？」

「なくなるまではいかないですが、栄養が減ってしまいます。たくさん栄養をもっている食材でも適していない方法で調理すると、しっかりと栄養を摂ることができなくなります」

「えー、せっかく栄養を摂るために食べるんですから、しっかり栄養を摂りたいです」

「そうですよね。そのためには、食材に適した調理方法を知っておく必要があります。よう子さんは、どのような方法でよく調理しますか？」

「かんたんにつくれるので炒め物が多いです。あと、冬は鍋が多いです」

「では、炒める以外で、ほかにどんな調理方法がありますか？」

「えーっと、揚げる、煮る、蒸す、茹でるです」

「そうですね。では、ブロッコリーはどの方法で調理すると栄養がしっかり摂れると思いますか？」

「え、ブロッコリーですか？　なんだろう。うーん、茹でる、ですか？」

「うーん、残念。ブロッコリーはビタミンCが豊富なのですが、ビタミンCは水に溶けやすい性質があります。なので、スープとかにするのがおすすめです。つまり調理方法でいうと、煮るが正解です」

「そうなんですね。ブロッコリーって茹でて食べることが多いので、茹でるのが適していると思いました。でも、栄養が熱に弱かったり、水に溶けたりするのであれば、生のままサラダにして食べればいいのではないですか？」

「そうですが、生食は消化が悪い場合が多いのでおすすめはしないです。それに、サラダや野菜ジュースは冷たいから体を冷やしてしまいます。生ものや冷たいものはＮＧ食材でしたね」

「あ、そうでした」

「ただし、サラダや野菜ジュースも温めるとＮＧ食材ではなくなります。サラダはスープに入れたり、野菜ジュースは温めてから飲むといいですね」

「たしかに……」

＊＊＊

「そうです。それに、油で炒めることによって栄養の吸収が良くなる食材もあるんです」

「へー、栄養素によってそんなに変わるのですね」

「そうなんです。食材の性格を知ることで、ご飯をつくるときに役立ちますし、効率よく栄養を摂ることができますよ」

「かんたんだからと思って、栄養の性質を無視してなんでも炒めていたのですが、それではだめなんですね」

「そういうわけではないですよ。炒め物にする場合は、熱に弱いものは最後に投入して短時間で炒めるようにすれば栄養の減りが抑えられますよ」

「なるほど。じゃあ、ブロッコリーも短い時間で茹でればいいんですね」

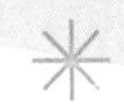

「そうです。時間が取れないときなどは電子レンジを使うのもいいですよ。特に、水に溶けやすい栄養素をもつ食材におすすめです。また、短い時間であれば、熱に弱い栄養素をもつ食材でも問題ありません」

「なるほど。水を使っていないので栄養が水に流れ出る心配がないですもんね」

「はい。あとは、炒めたり、揚げたりした場合、つくってから時間が経つと油が酸化して胃もたれや消化不良になることもあるので、できたてを熱々のうちに食べるのがベストですよ」

6日目のまとめ

◉食材によって栄養をしっかり摂るために適切な調理法（炒める・揚げる・煮る・蒸す・茹でる）があります

- 特にスープや煮物にする“煮る”方法がおすすめ
- 短時間調理など工夫することで、栄養素の減少を防ぐことができます（電子レンジなどを使うのもおすすめです）

◉油を使う調理法（炒め物や揚げ物など）の場合は、時間が経つと油の酸化により、胃もたれや消化不良を引き起こすこともあるので、できたてを食べるのが良いです

食材の性格を知ることで、ご飯をつくるときに役立てることができますよ。

7日目

食事以外のことも整えると食養生の価値や効果が高まる

「今日は最終日ですね。この１週間で、よう子さんの生活は何か変わりましたか？」

「はい。朝ごはんを食べるようになりました。それに、お昼ご飯までにお腹が空いても我慢せずにナッツなどの間食を挟んでいます」

「いい変化ですね。特に、朝ごはんは大きな良い変化です。生活面はどうですか？」

「体内時計について学んだので、夜ふかしはしないようにしています。ただ、寝付けずにいつもの時間に寝られないときがありました」

「寝付かなかった原因は何だと思いますか？　悩み事があったとかでしょうか？」

「それが、特に思い浮かぶ理由がないんです」

「うーん。寝付けないことは今までありましたか？」

「そうですね。頻繁ではないですが、たまにありました。仕事が忙しくて、帰ったときにはクタクタなんですが、そういうときに限って寝付けなくて……」

「なるほど。そういうことですか」

「え、原因がわかるんですか？」

「おそらく、忙しすぎて体が覚醒してしまっているんです。体は疲れて休みたいのに、リラックスできていないから目が冴えて寝付けないのかもしれないですね」

「たしかに、夜更かしはいけないと思って、帰ってからもバタバタしています」

「そうだとすると、“早く寝ないといけない”と思うことがストレスにもなっているかもしれないですね。ストレスは養生の大敵です。寝付けないことが続くと、逆に健康を損なってしまうので、早く寝ることを強要しないほうがいいですね」

「そうか、知らないうちに義務になっていたんですね。養生をするうえで心がけたいことにもありましたね。“しなくてはいけない”という気持ちでしないこと」

「そうです。意識してリラックスすることが大切です」

＊＊＊

「養生には食養生と生活養生がありましたね」

「生活養生は、健康になるための生活の仕方ですね」

「はい。生活養生では、睡眠がとても大切です。そこで、今日は睡眠の取り方とより質の良い睡眠を取るための日中の過ごし方についてお話します」

「はい、ぜひお願いします」

「まず、①遅くとも日が変わる前には就寝すること、②睡眠時間は７時間を目安にすること、③最優先にすることです。睡眠は何よりも健康にとって大切なのです。きちんとした食事を摂るために睡眠を削るのはもってのほかです。睡眠を最優先にしましょう」

「睡眠ってとても大切なんですね」

「そうなんです。より質の良い睡眠を取るために、日中にできる生活養生があります。①毎日、合計 30 分程度歩くこと、②湯船に張った 40 度程度の湯にゆっくり浸かること。これは長時間でなく 10 分程度でＯＫです。③寝る前は軽いストレッチで体をほぐすこと」

「どれも難しくないですね」

「はい。日中は体を動かし、寝る前には体をリラックスさせることが大切です」

「なるほど。寝る前にストレッチをすることからはじめてみようかな」

「いい心がけです。一度に全部は難しいですし、仕事が忙しいとできないときもあるので、少しずつできる範囲で養生するのがいちばんです。少しずつでも養生することで、体内時計のリ

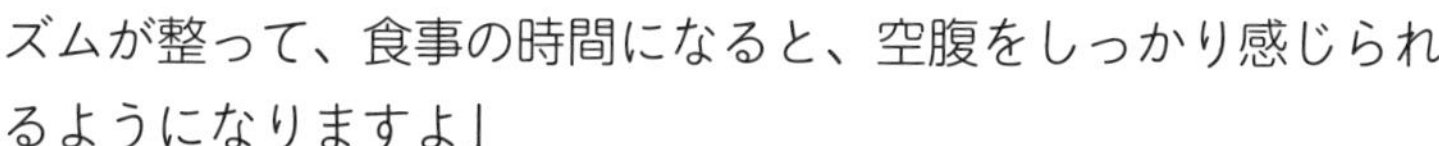

ズムが整って、食事の時間になると、空腹をしっかり感じられるようになりますよ」

「体を動かしたらお腹が空いてきますもんね」

「そうです。食べるものだけに注意して“食養生”とするのではなく、生活習慣を見直してて“生活養生”も行うことで、食養生の価値と効果が高まってより健康的になれますよ」

＊＊＊

「よう子さん、養生法についてわかっていただけましたか？」

「はい。無理せず、バランスを大切にして、食と生活を整える養生って難しそうと思っていましたが、タクヤ先生のお話を聞いたことで、できることからやりたいと思います。ありがとうございます」

「それはよかったです。食養生と生活養生の基本は、“継続すること”と“無理をしないこと”ですからね。ストレスを溜めないように無理せず取り組んでみてください」

「はい。ありがとうございました」

……………

７日間で養生を学んだよう子さんは、無理をしない程度に日々の生活に養生を取り入れていました。

すると、今まであんなにつらかった頭痛や生理痛が和らぎ、生理期間中に会社を休むこともなくなりました。

養生することで、よう子さんは健康的な毎日を手に入れたのです。

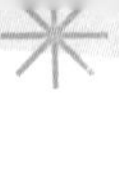

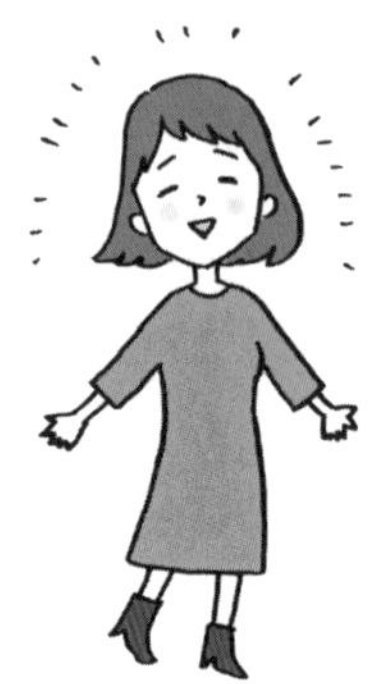

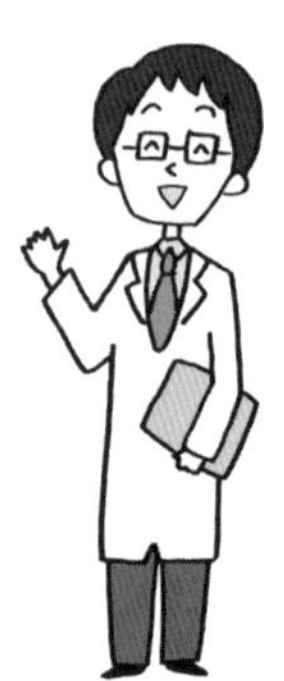

7日目のまとめ

◉生活養生では、“睡眠”がとても大切です

・睡眠の取り方

①遅くとも日が変わる前には就寝すること
②睡眠時間は7時間を目安にすること
③最優先にすること

・より質の良い睡眠を取るための日中の過ごし方

①毎日、合計30分程度歩くこと
②湯船に張った40度程度の湯にゆっくり浸かること（10分程度でOK）
③寝る前は軽いストレッチで体をほぐすこと

◉食養生だけでなく、生活養生も行うことで、より健康的な生活を手に入れることができます

おわりに

第四章で“養生法”を学ぶよう子さんは、この本を読んでくださっている皆さんをイメージして書きました。
なぜなら、よう子さんに「養生とは何か」についてお話しすることで、養生にまつわる疑問を解決したり、具体的な養生方法をお伝えしたりすることができると思ったからです。

というのも、私は、長年、漢方薬剤師として、多くの方から体の不調について相談を受けてきましたが、皆さん「養生」というものをどうしても難しく考えてしまう傾向があるようです。
知識が増えれば増えるほど、「あれを食べなければいけない」や「これをしてはいけない」などと自分に強要してしまい、それがストレスになってしまうのです。
よう子さんもそうでしたね。

「養生」は、あくまでも「人が健康で充実した毎日を過ごすための知識や考え方」です。一度、ジャンクフードを食べたくらいでいきなり不健康にはなりませんし、健康になると言われるものを我慢しながら食べ続けていれば健康になるわけでもありません。「養生」という知識だけに振り回されないでほしいのです。

食事は、「美味しく」「楽しく」いただくのがいちばんです。無理のない範囲で養生に取り組んでいただけたらと思います。そして、本書が、皆さんの健康をつくりあげる一助になれたのなら、これほど嬉しいことはありません。

最後に、この本の完成に尽力いただきました編集担当者の吉盛様をはじめ、出版の機会をいただきましたあさ出版様、そして何よりこの本を手に取ってくださいました皆さまに心からの感謝を込めて御礼を申し上げたいと思います。

漢方薬剤師　杉山卓也

著者紹介

杉山卓也（すぎやま・たくや）

漢方薬剤師／漢方アドバイザー／神奈川中医薬研究会会長／星薬科大学非常勤講師
通称は「タクヤ先生」。神奈川県にある「漢方のスギヤマ薬局」にて予約制の健康相談を受けるかたわら、中医学講師として新宿を中心に全国にて年間140本のセミナーを開催。漢方薬局経営者向けのコンサルタント会社「Takuya kanpo consulting」の経営や、中医学界初のオンラインサロンの主宰、成城漢方たまりやtamari中医学養生学院の経営も行う。
TwitterやYouTube、Voicyなどでの中医学や養生に関わる情報の発信など、さまざまな分野で漢方・中医学業界のパイオニアとして幅広く活躍中。
著書に『現場で使える 薬剤師・登録販売者のための漢方相談便利帖　わかる！選べる！漢方薬163』（翔泳社）や『生理痛ぬけ。』（三才ブックス）、『漢方でわかる　上手な「こころ」の休ませ方』（三笠書房）などがある。

不調が消える食べもの事典　〈検印省略〉

2020年　6　月　30　日　第　1　刷発行

著　者――杉山 卓也（すぎやま・たくや）
発行者――佐藤 和夫

発行所――株式会社あさ出版
〒171-0022 東京都豊島区南池袋2-9-9 第一池袋ホワイトビル6F
電　話　03 (3983) 3225 (販売)
03 (3983) 3227 (編集)
F A X　03 (3983) 3226
U R L　http://www.asa21.com/
E-mail　info@asa21.com
振　替　00160-1-720619

印刷・製本　神谷印刷（株）

facebook　http://www.facebook.com/asapublishing
twitter　http://twitter.com/asapublishing

ISBN978-4-86667-205-2 C2077